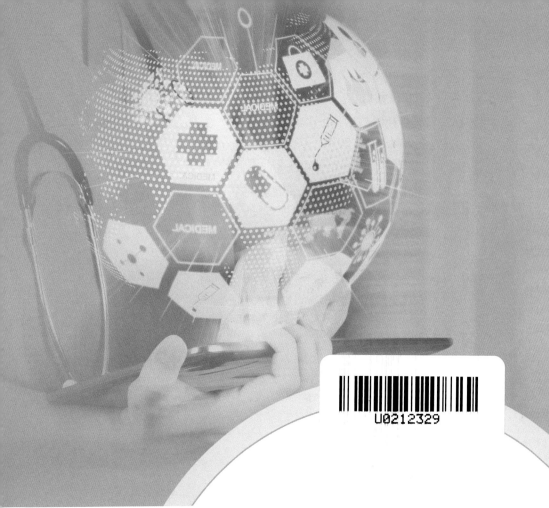

医疗健康人工智能
应用案例集

主　编　张学高　胡建平

副主编　徐向东

编　者　（按姓名拼音排序）

关红梅　郝雪阳　胡建平　李　辰　梁艺琼　骆　捷

孙　超　滕　琳　王怡宁　温　伟　徐向东　许　燕

薛云志　杨吉江　张学高　张宇希　赵卫国　周光华

人民卫生出版社

图书在版编目（CIP）数据

医疗健康人工智能应用案例集 / 张学高，胡建平主编 . —北京：人民卫生出版社，2020

ISBN 978-7-117-29983-1

Ⅰ.①医… Ⅱ.①张… ②胡… Ⅲ.①人工智能 – 应用 – 医疗卫生服务 – 案例 – 中国 Ⅳ.①R199.2–39

中国版本图书馆 CIP 数据核字（2020）第 079551 号

人卫智网	www.ipmph.com	医学教育、学术、考试、健康，购书智慧智能综合服务平台
人卫官网	www.pmph.com	人卫官方资讯发布平台

医疗健康人工智能应用案例集

主　　编：张学高　　胡建平

出版发行：人民卫生出版社（中继线 010-59780011）

地　　址：北京市朝阳区潘家园南里 19 号

邮　　编：100021

E - mail：pmph @ pmph.com

购书热线：010-59787592　010-59787584　010-65264830

印　　刷：人卫印务（北京）有限公司

经　　销：新华书店

开　　本：787 × 1092　1/16　　印张：11

字　　数：268 千字

版　　次：2020 年 6 月第 1 版　2020 年 6 月第 1 版第 1 次印刷

标准书号：ISBN 978-7-117-29983-1

定　　价：78.00 元

打击盗版举报电话：**010-59787491**　　E-mail：**WQ @ pmph.com**

质量问题联系电话：**010-59787234**　　E-mail：**zhiliang @ pmph.com**

前　言

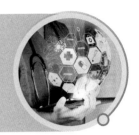

各个国家均高度重视人工智能体系建设。我国更是将发展新一代人工智能上升为国家战略,先后发布《促进大数据发展行动纲要》《"十三五"国家信息化规划》《"互联网＋"人工智能三年行动实施方案》《新一代人工智能发展规划》《促进新一代人工智能产业发展三年行动计划(2018—2020年)》等文件。在省级层面,截至2018年12月末,全国31个省(自治区、直辖市)中已有19个省和市发布了人工智能相关规划。

随着医疗健康信息化"46312"架构日趋成熟,互联互通、信息共享水平不断提高,为开展医疗健康人工智能研究及应用提供了必要的数据基础;基础设施等算力水平持续提升,以网络分布式架构为特点的云存储运算系统不断优化,为医疗健康人工智能的发展提供必要的硬件支撑;随着以机器学习、深度学习为主要技术的自然语言处理和图像分析的迅速发展,为医疗健康人工智能发展提供了方法支撑。可以预见,随着以互联网、大数据、超级计算、传感网、脑科学等为代表的新型信息科技与知识密集、技术密集、数据密集的医疗健康行业交叉,必将引发和促进新一代人工智能技术的突破,医疗健康与信息技术的深度融合将成为医疗健康创新驱动发展的先导力量。

医疗健康人工智能的许多应用场景已经走出了实验室,进入了商业化落地阶段。为及时掌握全国范围内医疗健康人工智能应用情况,并为进一步推动人工智能应用落地提供指导,2018年12月至2019年3月31日,国家卫生健康委统计信息中心(简称"信息中心")面向全国征集人工智能技术应用落地案例。此次征集活动得到各级卫生健康行政部门信息中心、疾控中心、监督中心、人口中心,委属管医院、部队医院、省市县各级医院等单位的响应与支持。征集方向包括疾病预测干预智能化案例、疾病咨询智能化案例、疾病诊疗智能化案例、药物研发智能化案例、卫生事业管理智能化案例和其他案例六大类型。2019年4月,信息中心组织专家,从创新性、有用性、易用性、安全与隐私性、普适性五个方面出发,对案例进行评选,最终评选出46个"最佳医疗健康人工智能应用案例"。

本书将"最佳医疗健康人工智能应用案例"汇编成册,公开出版,各类型案例名称均按照拼音排序。希望为推动我国医疗健康人工智能应用发挥绵薄之力。

张学高 胡建平

2020 年 3 月

目 录

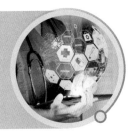

一、申报案例整体概况

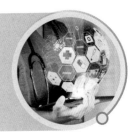

一是申报案例基本情况。此次收到的申报案例共 245 个,其中 190 个通过资质审核。在 190 个案例中,疾病辅助诊疗类案例 98 个,占比 52%;疾病预测干预类案例 31 个,占比 16%;疾病咨询类案例 22 个,占比 12%;卫生事业管理类案例 24 个,占比 13%;其他案例 15 个,占比 8%。案例中没有"药物研发智能化"案例,这类案例缺乏的原因与征集机构有一定关系,也反映出目前人工智能的应用更关注贴近最终患者的诊疗相关业务;对药物研发,尤其是基于分子生物学的分子功能分析的关注较少。

按照东中西部进行区域统计,东部地区申报案例数量为 120 个,占比 63%;中部地区为 31 个,占比 16%;西部地区为 39 个,占比 21%。

按照医疗卫生机构类别进行统计,各级医院 111 家,占比 81%,其中三级医院 99 家,二级医院 5 家,一级及未定级医院 7 家;公共卫生单位 22 家,占比 16%;科研院所 4 家,占比 3%。

按照申报项目数量排序,申报项目数量排前 4 位的省级行政单位分别是广东、北京、上海和浙江。其中,深圳市申报项目 12 个,占广东省所有项目的一半以上。

二是案例应用情况。疾病辅助诊疗类案例主要收集临床辅助诊疗、疾病康复方面的相关应用,包括知识库、智能辅助诊断系统等,以及临床医疗机器人、护理机器人、手术机器人、康复机器人等智能化、专业化服务系统等。疾病辅助诊疗类案例以医学影像类居多,其中,CT 影像类 28 个、多模态影像(CT/MR/PET 等)类 28 个。

疾病预测干预类案例主要关注健康风险预测、疾病流行和公共卫生事件等。

疾病咨询类案例主要收集健康管理咨询、虚拟助手、智能全科医生等针对疾病及健康知识等实现的相关应用。在此类应用的 22 个案例中,有 9 个是"智能导诊"应用场景。

卫生事业管理类案例主要收集公共卫生管理、医院管理、分级诊疗、医患沟通、人文关怀等应用,如患者随访、护理质量管理等。此类应用的 24 个案例中,主要以健康大数据管理为主,主要侧重提升医院管理水平或支撑分级诊疗等工作开展。

药物研发类案例主要收集新药发现阶段与临床试验等应用,如靶点筛选、药物发掘、药物优化、服药依从性管理、药物晶型预测等。本次没有收到相关案例。

其他类案例中主要关注"防病、辅医、研药、协管"以外的智能化应用,出现了基于物联网技术的医院物流机器人等。

三是案例技术使用情况。190 个申报的案例中,有 7 个案例使用了专家系统,包括基于医疗检查结果进行分析和判断的医疗检查解释系统,心脑血管、肿瘤等诊断专家系统,慢性病及中医健康管理专家系统等。65个案例使用了机器学习技术,包括SVM(support vector machine)算法、决策树算法、回归预测算法、推荐算法等,涵盖导诊导医机器人,传染病、慢性病预测及筛查系统,儿科、血液病、心脑血管、消化道、肺部疾病、肿瘤等智能诊断系统,临床用药辅助决策系统,健康管理系统及医院物流信息管理系统等。108个案例使用了深度学习技术,包括NLP(natural language processing)、SLAM(simultaneous localization and mapping)、计算机视觉、语音语义技术等,涵盖导诊导医系统,传染病、慢性病预测及筛查系统,儿科、血液病、心脑血管、消化道、宫颈及乳腺癌、肺部疾病、眼科、肿瘤等智能诊断筛查系统,骨科术前规划,术后康复评定系统,急诊(救)辅助决策系统,临床用药辅助决策系统,健康管理系统及医院物流信息管理系统等。

二、案例集中 46 个案例情况概述

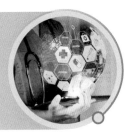

在本案例集筛选出的 46 个医疗健康人工智能案例中，绝大多数案例来自信息化水平较高，有一定研究基础的三甲医院，反映了信息化水平是医疗健康人工智能的重要基础与推动力来源。在入选案例中，医学影像科是医疗健康人工智能应用最多的科室，主要应用于乳腺癌；其次，心脑、呼吸、消化内科也是医疗健康人工智能应用较多的领域，主要应用于心血管、糖尿病等疾病；第三，应用在眼科、皮肤科等领域，主要应用于近视、白内障、各类视网膜病变检查等。

医生的深度参与是医学人工智能优秀案例的明显特点。46 个案例中，全部由医生参与相关产品设计研发，主要参与人数在 30 人以内。其中，28 个案例医生参与在 10 人以下，13 个案例在 10~30 人。

在应用技术方面，应用最多的技术是机器学习，达到了 87%（40/46）。计算机视觉技术与自然语言处理技术，二者占比分别为 39%（18/46）与 35%（16/46）。有 37%（17/46）的案例涉及知识图谱技术，28%（13/46）的案例涉及知识推理技术，11%（5/46）的案例涉及机器人技术。

定制化项目较少。38 个案例为产品应用，定制化项目仅为 8 个，反映现阶段医疗健康人工智能企业的智能服务仍以通用化的产品形式推广，而与医院业务深入融合、定制化的人工智能服务仍然需要进一步发展。

三、疾病预测干预智能化案例

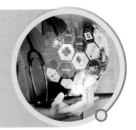

"疾病预测干预智能化"主要是对个人健康风险的预测,对公共卫生事件的预警,开展个性化、泛在化的健康管理服务,可以为医养结合、慢性病管理、营养膳食规划提供服务。基于人工智能与大数据技术,建立和整合大型人群基因组及功能组学数据库、日常健康行为数据库、生理与临床数据库、传统医学数据库等,从基因组学到临床表型,从循证医学到中国传统医学理论等多维度进行疾病智能预测,提高疾病早期预测、预警的准确性。

本册收录案例9个,分别涉及心脑科、内分泌科、呼吸内科,传染科、眼科、肝胆胰腔镜外科及消化内科等。覆盖病种有静脉血栓栓塞症、糖尿病视网膜病变、黄斑病变、黄斑水肿、高度近视眼底改变、视网膜中央动脉阻塞、视网膜分支动脉阻塞、视网膜中央静脉阻塞、视网膜分支静脉阻塞、流感、手足口病、慢性阻塞性肺疾病、糖尿病、心梗及脑卒中等。

(一) 基于大数据的糖尿病智能管理处方系统

应用单位:福建医科大学附属第一医院

涉及科室:内分泌科

疾病种类:糖尿病及其并发症

案例简介:基于大数据的糖尿病智能管理处方系统,目前已经在福建医科大学附属第一医院落地应用。本案例属于产品应用项目,应用科室为内分泌科,主要针对糖尿病及其并发症。系统设计过程中有8位计算机专家、19位医生及护理专家参与,涉及计算机视觉、自然语言处理、机器学习、知识图谱等相关人工智能技术。通过该系统的建设和应用,将教育管理流程标准化、电子化,支持医护人员开设糖尿病教育管理门诊,医护人员使用系统为患者提供首诊评估、个性化自我管理处方、管理团队跟踪随访以及居家全程智能跟踪管理服务,帮助科室提高教育管理效率和规范性,实现院内外糖尿病管理一体化。项目实施后,所有住院和门诊管理患者都进行建档,共收集了217 351名患者的数据。包括血糖数据23 791条、检验检查数据822 870条、随访数据3 697条、血糖异常干预数据12 422条。

1. 案例背景

流行病学调查显示,我国成年人 2 型糖尿病患病率 9.7%~11.6%,已成为全球糖尿病患者最多的国家。糖尿病作为慢性终身性疾病,并发症高达 100 多种,是目前已知并发症最多的一种疾病,致残、致死率高。在 2 型糖尿病患者中,单纯血糖异常的患者仅占 27.9%,同时存在"两高"或"三高"的糖尿病患者已高达 70% 以上,超过 50% 的患者血糖水平控制不达标,仅有 5.6% 的患者血压、血脂、血糖水平同时控制达标。糖尿病危害主要源于并发症,尤其慢性并发症,是患者致残、致死的主因。糖尿病作为一种慢性终身性疾病,糖尿病患者生活质量的提高有赖于管理,已成为全球共识(图 3-1)。

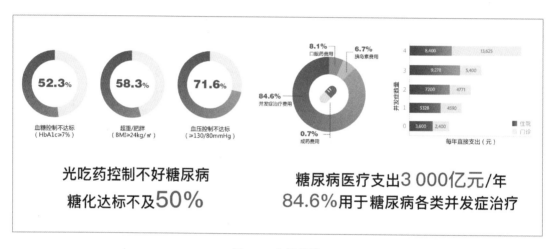

图 3-1　案例背景

《中国 2 型糖尿病防治指南(2017 年版)》指出:"生活方式干预是 2 型糖尿病的基础治疗措施,应贯穿于糖尿病治疗的始终。如果单纯生活方式不能使血糖控制达标,应开始单药治疗。"目前,我国糖尿病生活方式干预(教育管理)存在教育内容不规范、形式单一、效率低、无法评估教育效果等诸多问题,但核心是如何使生活方式干预像药物干预一样安全、科学、有效以及可处方、可定量和可评价。

2. 案例亮点

智能管理处方系统以糖尿病指南和专家共识为依据,建立标准化的教育内容体系、符合临床需求的规范化教育管理流程;为患者提供基于数据的个性化糖尿病管理处方内容以及全程智能化服务支持,同时还提供多种患者管理、沟通方式,实现医患实时沟通;提供患者居家智能化跟踪管理服务,使患者管理数据可跟踪、效果可评估,打通院内 - 居家的教育管理闭环(图 3-2)。

为医护人员提供院内外一体、全流程患者教育管理支持工具

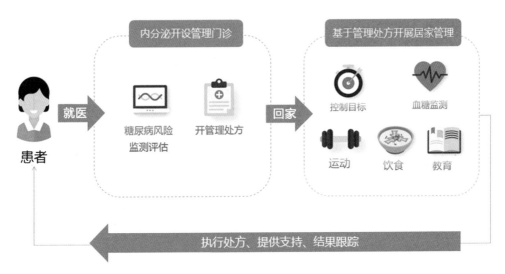

图 3-2　案例亮点

基于大数据的糖尿病智能管理处方系统通过分布式计算框架、自然语言处理技术、文本挖掘、聚类算法将采集到数据提取相关特征,将相关特征输入深度学习算法,形成糖尿病患者画像模型,糖尿病及并发症评估预测模型,知识图谱及精准干预技术。

系统将 171 份国际和国内涵盖糖尿病及相关并发症的指南和共识中的要义转换成数字医学规则;围绕糖尿病个体化控制目标,利用饮食、运动、监测、用药及学习"五驾马车"建立结构化数据、标准化标签的 2 型糖尿病知识库;以生活方式干预为核心,遵循医护人员糖尿病教育管理的客观过程,为医护人员及患者提供处方化、智能化和全程化的糖尿病管理及服务支持。通过收集患者糖尿病影响因子,结合用户画像模型及机器学习预测算法,建立患者档案、评估体系,指导患者正确饮食、运动、血糖监测、足部护理等,把促进患者行为改变的努力变成一个个"处方"发给患者,让它如一片片药物那样的治疗方式向患者提供治疗方案;对"处方"进行指导、跟踪,对患者进行智能化、个性化正向干预,从而改变患者临床治疗指标和行为,改善临床治疗结局。

3. 应用成效

国家级疾病预防控制机构和多个医学临床中心对项目成果进行了有效性评估验证、临床应用和转化推广。其中,临床医院应用表明:通过糖尿病管理处方及 3 个月的管理服务,使患者糖化平均下降 1.05%、BMI(体重指数)平均下降 1.1;中国疾病预防控制中心有效性评估表明:通过 6 个月干预,使患者糖化血红蛋白平均下降 1.84%,相当于最强的口服降糖药疗效。按照行业共识:糖化血红蛋白每下降 1% 将为每名糖尿病患者节约 200 美元 / 月的医疗费用支出,任何与糖尿病相关的终点事件发生风险将降低 21%,心肌梗死风险将降低 14%,脑卒中风险将降低 12%,外周血管疾病导致的截肢风险将降低 43%,心衰风险将降低

16%。因此,该项目临床技术指标将有可能显著降低医疗和医保费用支出,更重要的是能够延缓并发症的发生发展。

本项目得到了国家药监部门的注册批准(二类医疗器械注册证)和生产许可;在全国452家医院大规模临床应用,其中在福建医科大学附属第一医院开展了重要试点;得到了2个国家级项目和7个省市级项目资助,参加了国家重点研发计划——欧盟"地平线2020"计划项目,成功将AI数据引擎及数字化疗法等技术和经验输出为中国-欧盟开展手机APP预防管理阿尔茨海默病解决方案。被联合国项目事务署作为"人工智能在慢性病管理中的应用典型案例"。

4. 专家点评

医院医生反馈:"利用电子平台,让信息收集、处方生成以及评估、智能分析更加方便可行。一些知名的糖尿病管理中心,还在使用纸质处方,效率低、再次进行评估时很麻烦。互联网时代,智能化的处方管理系统可以收集患者信息、进行患者评估,智能生成处方管理,可以大大提高处方管理效率。"

(二)利用人工智能和多源数据进行传染病预测和慢性病危险因素筛查

应用单位:重庆市卫生健康统计信息中心、重庆市疾病预防控制中心

涉及科室:呼吸内科、传染科

疾病种类:流感、手足口病、慢性阻塞性肺疾病

案例简介:本申报案例应用于城市高发传染病提前防控及慢性病及时预防,涉及的主要病种为流感、手足口病、慢性阻塞性肺疾病,涉及的医疗科室为呼吸内科、传染科。本案例打造的疾病预测防控体系,利用"互联网＋医疗健康"大数据前沿技术,提出"宏观＋微观"的深度智能疾病预测方法。预测模型的基本原理可以分为三个部分:一是筛选、收集流感疫情相关的宏观和微观数据。二是开发人工智能融合模型,该模型不仅融合了传染病预测的经典方法——时间序列模型,而且融合了多种人工智能方法,如随机森林模型和循环神经网络模型。三是运用模型得到传染病相关指标。流感预测模型自2018年起上线应用,与传统流感监测模型相比,该模型可以提前一周预测流感指标,准确率达90%以上,成为国内首个上线的实测传染病预测模型。本案例在实施前积累了超过2 000万份城市级健康档案数据以及2012年至今的天气、百度指数、哨点医院监测的ILI%(流感样病例百分比)、流感病历以及微博舆情等数据;案例实施后持续积累天气、百度指数、哨点医院监测的ILI%、流感病历等数据。同时,本案例根据疾病防控的实际业务需求研发传染病预测系统,支撑传染病预测的落地应用,可指导民众进行疾病预防,对重庆市卫生健康相关部门和公众起到预警的作用,助力政府部门在相关的疾病防控工作中提升效率,从而降低疾病预防和控制成本。

1. 案例背景

目前机构实际采用的传染病疫情预防预警系统,包括流感预防预警系统,主要依赖传统监测手段。本案例通过与各级医疗机构、疾病预防控制中心和传染病监测哨点医院协作,由医疗机构诊断并报告临床诊断病例和确诊病例,研究人员基于该系统报告的信息及自行获取的气象等数据,建立疾病预测模型。这种"定时抽样,每周汇总"的数据获取方式,存在数据结果相对滞后、人力物力耗费量大、监测与上报过程烦琐、数据来源单一、无其他来源数据比对修正的问题。

在慢性病预防上,目前对于重大慢性疾病的控制工作仍主要集中在发病后的长期随访、干预,较缺少事先的预防机制。在筛查中,由于面向的人群有一定局限性,可能存在很大一部分患者不知晓患病的情况,因而缺乏及时有效的防控措施。随着我国人口老龄化进程加快,诸如恶性肿瘤、糖尿病等慢性病多发,加大了政府卫生费用支出和医疗财政负担。

因此,精准、高效的疾病预测防控体系可显著提高政府疾病控制水平,大幅减少医疗财政负担(图3-3)。

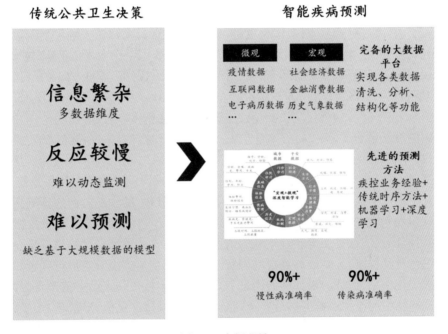

图 3-3　案例背景

2. 案例亮点

本案例利用"互联网＋医疗健康"大数据前沿技术,提出"宏观＋微观"的疾病预测方法,基于全面的影响因子收集、多种维度的模型建立,将一系列互联网机器学习算法应用于疾病预测。不仅应用宏观层面的数据学习历史经验,还从微观层面精确评估个体风险,再汇总到宏观层面,使疾病预测能够达到时效性更强、精度更高、范围更广、输出更稳定、可扩展性更强的要求(图3-4)。

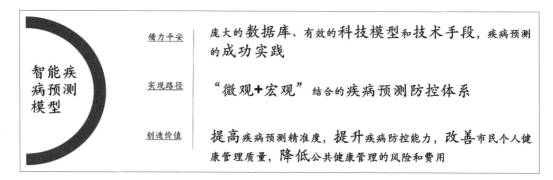

图3-4　案例亮点

通过整合全国上百个城市的环境气象因子(环境、天气、季节),人口信息(人口、流动、结构),产业结构,经济教育发展,地区生活行为,医疗习惯,就诊行为等一系列宏观因子,尝试对历史数据进行挖掘,进行时间序列分析。

在个人层面,通过整合全方位、多维度的预测因子和信息来预测疾病发生风险。这些信息包括信息高度相关,但频度较低、分布较稀疏的医疗健康因子(体检、就诊、告知等),也包括信息间接相关,但信息频度和深度较高的个人行为因子(财务、职业、生活等)和互联网数据因子(舆情、行为、LBS 等)等。通过精准评估个人层面风险并汇总到宏观层面,能够深入挖掘宏观层面无法统计的细颗粒度的信息,从而提升预测精度。

本案例的算法融合了多种人工智能方法,如时间序列模型、循环神经网络、梯度提升决策树、随机森林等,提高了预测准确度。

除模型研发外,本案例基于疾病防控的实际业务需求研发了传染病预测系统。自2018年3月在重庆地区上线使用,该系统实现了对下周流感 ILI% 的预测。疾病预测系统的问题修复及反馈机制包含两部分:数据质量自查与人工反馈。在使用多维度海量数据进行预测时,考虑到可能出现的数据质量参差不齐的情况,医院引入了数据异常检测模型。通过对导入的数据进行自动检测、异常数据点自动识别与标注,再交由疾控专家进行判定。其检测结果能够持续优化模型,保证海量数据的质量和真实性。疾控工作人员上传哨点医院数据后,系统可调用异常检测模型对数据进行异常判断(如数据维持在定值,异常高/低等)。

此外,疾病预测系统中还有用户反馈收集入口,预测完成后,疾控中心专家可将专家经验或解读上传至系统,专家意见将反馈至模型进行学习和迭代。通过不断收集反馈、融合疾控专家经验,模型也在不断进行优化。

3. 应用成效

本项目为业内先进的"AI+"大数据流感/手足口病预测模型及慢阻肺危险因素筛查模型,流感/手足口病模型准确率达90%以上;慢阻肺筛查模型准确率达92%。同时本项目根据疾病防控业务需求,完成疾病预测系统(PC 端 + 移动端)开发并顺利上线,支撑疾病预测项目落地应用。项目病预测论文《自适应 AI 模型与多源数据在重庆流感预测中的应用》(*Forecasting Influenza Activity Using Self-Adaptive AI Model and Multi-Source Data in Chongqing,China*)2019 年 9 月刊登在顶级医学杂志《柳叶刀》(*The Lancet*)子刊 *EBioMedicine* 上。

4. 专家点评

重庆市疾病预测项目专家指出:"在数据层面,本次模型的建立应用了城市级数据,使用超过 2 000 万份健康档案及电子病历数据,在国际范围内尚属首次;在方法层面,整合上万维度数据因子进行建模,应用先进的人工智能和大数据技术,同时结合本地疾病防控实际业务经验和专家知识,更贴近重庆现状,精确度也显著高于传统方法。专家一致认为,本次疾病预测项目目前取得的研究成果在全国乃至国际范围内都具有实用性和开创性,可助力更多城市在相关疾病的防控工作中提升效率,降低预防和控制成本。"

(三) 孟超肝病外脑

应用单位:福建医科大学孟超肝胆医院
涉及科室:肝胆胰腔镜外科、消化内科
疾病种类:原发性肝癌
案例简介:"孟超肝病外脑"目前已经在福建医科大学孟超肝胆医院落地试运行。本产品属于定制化项目,应用科室涉及普外科、消化内科、肝胆外科,疾病种类包括原发性肝癌,涉及机器学习、深度学习等相关人工智能技术。孟超肝病外脑是基于全国肝病和肝癌大数据平台的基础数据能力,通过充分调研临床医生、基层医院和患者的需求,联合多方技术力量共同研发形成的人工智能应用,可为临床医生及基层医生提供诊断辅助、智能分期、治疗方案推荐、风险预测等规范化的专家级辅助诊疗服务。

1. 案例背景

肝病在我国是一个严重的公共卫生问题。据估计,全国各类肝病患者约 4 亿人,其中慢性乙型肝炎病毒(HBV)感染者约 8 600 万例,占 23.5%;慢性丙型肝炎病毒(HCV)感染者约 1 000 万例,占 2.5%;酒精性肝病约 6 000 万例,占 15.0%;非酒精性脂肪性肝病约 2 亿例,占 50.0%,其他肝病约 3 700 万例,占 3.9%。其中,原发性肝癌是我国常见的恶性肿瘤,严重威胁人们的生命和健康,每年全球新发病例一半在中国,我国肝病形势的严峻可见一斑。与这些患者接触最广泛的是基层医院,基层医生需要面对各种各样的疾病,其肝病和肝癌的诊疗水平有所局限,无法为肝病患者提供精准的诊疗服务。

福建是肝病和肝癌的高发区,2017 年福建医科大学孟超肝胆医院发起成立全国肝病和肝癌大数据联盟,目标是将全国肝病和肝癌大数据汇集到福建,共建共享国内顶尖的肝病和肝癌数据,已与海军军医大学第三附属医院东方肝胆外科医院、华中科技大学同济医学院附属同济医院等国内主要的十家肝病和肝癌医学中心达成合作共识。福建医科大学孟超肝胆医院作为联盟的执行单位,积极推进全国肝病和肝癌大数据平台建设,最终建成全球规模最大的"肝病和肝癌大数据平台",为大数据人工智能的研发打下坚实基础。

医院基于肝病和肝癌大数据平台,以建在医院"需求端"的开发模式为特色,在省内首创医院内部设置独立研发机构——东南肝胆健康大数据研究所,汇聚产学研多学科团队,充分调研临床医生、基层医院和患者需求,形成 AI 应用——孟超肝病外脑,提供肝癌的诊断辅助、智能分期、治疗方案推荐、术后复发风险预测、术前 MVI 风险预测、患者单次手术治疗费用预测等功能,可以起到规范化基层医生诊疗行为的作用,提升其肝癌诊疗水平。

2. 案例亮点

(1) 树立数据集标准,形成"金标准":在肝病和肝癌大数据平台建设过程中,各医疗单位由于疾病分类编码、操作编码和医学名词术语尚未统一,同时信息化水平不同、病种不同、应用目标不同,导致数据无法融合。没有标准的大数据等于没有大数据,是健康医疗大数据面临的严峻现状。为此,医院牵头编制国内首个"原发性肝癌临床标准数据集"专家共识草案,可解决该领域普遍存在的数据不标准、不规范、融合困难等问题,2019 年 4 月该数据集成功立项福建省地方标准。

(2) 搭建大数据平台形成"金数据":循证医学非常注重证据链,目前在数据治理过程中对数据的"证据性"关注不足,数据处理过程不透明、不规范,导致数据质量及可信度容易受到质疑。为此,医院通过对标美国国家癌症数据库(NCDB)等国际权威数据库,设计数据治理标准化处理流程,汇集来自海军军医大学第三附属医院东方肝胆外科医院、孟超肝胆医院及部分省内肝病 95 家医联体单位的数据,形成全球规模最大的"肝病和肝癌大数据平台",其中肝癌病例 6.2 万例,肝病病例 62 万例。同时数据还具有可追溯、可核查的特点,医生可以可视化地查看数据产生的过程和处理规则,确保数据的质量(图 3-5)。

(3) 肝癌诊断辅助:依据现有肝病和肝癌诊疗规范及指南,通过医生和大数据工程师的分析,将诊断规范转化为规则化诊断路径,可实现检查推荐和 AI 诊断。孟超肝病外脑系统自动抓取后台数据,识别 B 超和 CT 中有异常的患者,进入肝癌诊断流程,对于数据全的患者,可以直接显示"肝癌"诊断,对于数据不全的患者,系统将停留在中间过程,提示医生进行下一阶段的检查或检验。

(4) 肝癌智能分期:基于相关诊疗规范及指南,还可实现自动分期,经过验证,准确率超过 99%,同时针对缺少分期信息的患者,可自动提示需要补充的数据。孟超肝病外脑系统自动抓取后台数据,识别新诊断为肝癌的患者,进入肝癌智能分期流程,对于数据全的患者,可以直接显示分期结果,对于数据不全的患者,系统将停留在中间过程,提示医生进行补充。

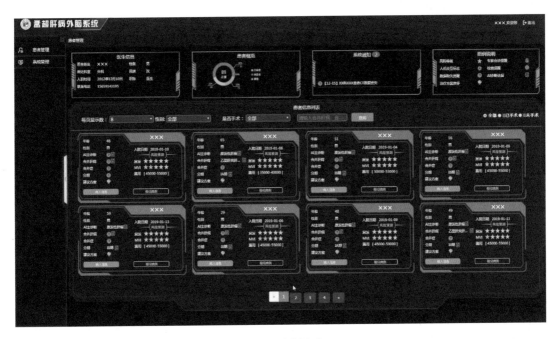

图 3-5　案例亮点

（5）肝癌治疗方案推荐：总结治疗规范与医生专家的经验，实现规则化治疗知识库，可实现精准的治疗方案推荐，同时针对治疗方案选择中需要注意的关键信息，提示医生进行关注。治疗方案中需要医生补充部分信息，医生进入治疗方案界面后，结合肝癌三维图像（调试）进行人机互动，输入患者相关信息，最终孟超肝病外脑输出推荐的治疗方案（图 3-6）。

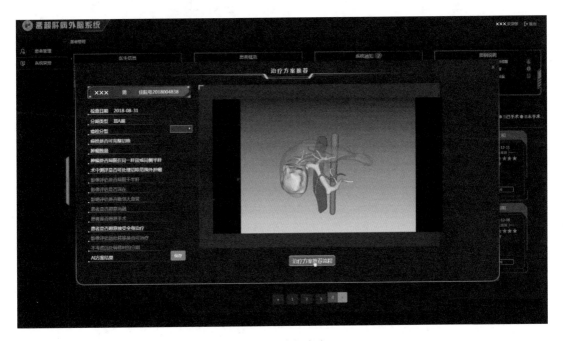

图 3-6　案例亮点

（6）肝癌术后复发风险预测人工智能模型:基于 5 000 多例肝癌切除术的病例,根据医学规范、指南、相关学术论文,并结合临床医生经验,挑选关键临床指标,使用目前国际先进的 XGBoost 算法进行训练,形成了肝癌术后早期(1 年内)复发预测人工智能模型。经过实验验证,模型的准确率及阳性预测值均超过 80%。

该模型具有入组病历规模大、预测精度高的特点,对临床诊断有很好的辅助作用,可以帮助医生根据不同的病情,制定不同的术后治疗方案,避免过度治疗,实现更好的精准医疗效果。对预测结果是早期复发风险高的患者,医生可针对性地采取抗复发的治疗手段,实现精准治疗,针对早期复发风险不高的患者,可以采用普通治疗措施,尽量避免对患者身体造成额外伤害,节约治疗费用。

3. 应用成效

孟超肝病外脑主要是面向基层医院普外科或者消化内科临床医生,已开放面向全国肝病和肝癌大数据联盟单位及省内肝病医联体 95 家单位进行试点部署和应用,目前主要有海军军医大学第三附属医院东方肝胆外科医院、福建医科大学孟超肝胆医院、闽清县医院、福清市第二医院、武夷山市立医院。各试点单位在使用后,均对肝病外脑的功能表示认可,认为符合临床的需求,可以为医生提供一定的辅助决策功能。

在福建医科大学孟超肝胆医院试用期间,已有超过 20 名的医生使用了孟超肝病外脑,为超过 500 名的患者进行辅助诊疗服务,诊断辅助、智能分期都加快了医生的判断速度,节省了医生的时间;治疗方案推荐功能为医生制定治疗方案提供了以往相似患者作为参考,规范了医生的行为;术后复发预测、术前 MVI 预测等模型,通过以往相似患者的大数据分析,提醒医生治疗时需要关注的风险点,提高了医生的诊疗水平。

4. 专家点评

海军军医大学第三附属医院东方肝胆外科医院肝外三科副主任医师杨远表示:"孟超肝病外脑的辅助诊疗和风险预测功能,都是从临床医生的经验和需求出发,很符合医生的诊疗流程,对年轻医生或者基层医生确实有辅助功能,可以帮忙他们快速提升基础诊疗能力。"

(四)宁波鄞州糖网筛查人工智能评估项目

应用单位:宁波市鄞州区卫生健康局
涉及科室:全科、眼科、肾病科、内分泌科
疾病种类:糖尿病视网膜病变
案例简介:糖网筛查人工智能评估项目是基于宁波市鄞州区目前的医疗模式及

糖网筛查所面临的问题,探索建立在"眼底会诊中心"的支持下,以区内医共体总院[鄞州人民医院、鄞州第二医院(肾病科)]为保障,以社区卫生服务中心为基础的糖网筛查模式。该模式针对糖尿病视网膜病变的筛查,构建了一整套智能化评估系统。包括智能统计端系统、专家远程诊断系统、诊间管理系统、统计管理系统、糖网筛查共享数据中心系统(中心站)、人工智能(AI)评估系统、TV监控端系统等七大部分。实现了图像采集、信息输入、自动云处理、医生查看结果、患者PC端查看报告、患者二维码查看报告等相关功能。能够大大提高医疗机构的诊断服务质量与效率,改善眼科医生匮乏、医疗资源分布不均的现状。该模式充分发挥了各级医疗资源的优势,实现了上级医疗资源下沉和基层医疗服务的延伸,不仅把专家门诊开到了老百姓家门口,更是为糖友们配备了双向转诊机制,为糖尿病患者提供个性化的长期慢性病管理方案。区内医共体总院将医疗服务主动下沉,不仅仅优化了医疗资源配置,让社区卫生服务中心更好地发挥作用,让广大百姓受益,同时在长期的慢性病管理跟踪中,也为慢性病科研项目积累了大量数据,为区内医共体总院的临床研究提供了一片更广阔的天地。该模式对于合理利用医疗资源,促进医疗资源再分配,全面促进居民健康和实现健康中国的目标具有重要的意义。

1. 案例背景

近些年来,随着我国人口老龄化与生活方式的变化,糖尿病从少见病变成一个流行病,2010年中国疾病预防控制中心和中华医学会内分泌学分会调查了中国18岁及以上人群糖尿病的患病情况,显示糖尿病患病率为9.7%。2013年我国慢性病及其危险因素监测显示,18岁及以上人群糖尿病患病率为10.4%,我国已然成为世界糖尿病第一大国。而随着糖尿病发病率的增高,糖尿病患者病程的延长,相应的糖尿病并发症的发病率亦逐年上升,糖尿病视网膜病变(diabetic retinopathy,DR)作为常见的糖尿病慢性并发症之一,是导致成人失明的主要原因之一,严重威胁着糖尿病患者的生存质量,同时给社会带来严重经济负担。

糖尿病视网膜病变是糖尿病最常见的微血管并发症之一,也是处于工作年龄人群第一位的不可逆性致盲性疾病。糖尿病视网膜病变尤其是增殖性视网膜病变,是糖尿病特有的并发症,罕见于其他疾病。在我国,视网膜病变在糖尿病患者人群中的患病率为24.7%~37.5%,其中增生期视网膜病变比例在3.3%~7.4%。

糖尿病视网膜病变(包括糖尿病黄斑水肿)的患者常无明显临床症状,因此,从防盲角度来说,定期做眼底检查尤为重要。《中国2型糖尿病防治指南(2017版)》指出,2型糖尿病患者应在诊断后进行首次综合性眼检查。1型糖尿病患者在诊断后的5年内应进行综合性眼检查。随后,无糖尿病视网膜病变者,至少每1~2年进行复查,有糖尿病视网膜病变者,则应增加检查频率。而DR流行病学调查结果显示,50%以上就诊于基层医疗机构的糖尿病患者未被告知应定期进行眼底检查,近70%的糖尿病患者未接受规范的眼科检查。由此可见,我国糖尿病患者视网膜病变的筛查和有效转诊工作面临巨大的挑战。

中华医学会眼科学分会眼底病学组的《我国糖尿病视网膜病变临床诊疗指南(2014年)》中制定了视力筛查的标准,指出眼底照像是更加精准的DR筛查方式。由于我国人口众多,需要行眼底筛查的人群数量巨大,因此在我国的医疗模式中,DR的筛查主要依赖于基层卫生中心对居民的慢性病管理与健康体检,但从实际情况来看,DR的诊断则主要依赖于专业眼科医师对眼底检查情况的评估,这种模式极大地增加了医生的负担,降低诊疗效率。因此,在如今的医疗模式下,如何构建一套完善的糖尿病视网膜病变的诊疗方案,对于降低糖尿病视网膜病变的发病率,减轻医务人员负担,促进全民健康具有重要的意义。

2. 案例亮点

糖网筛查人工智能评估项目的技术核心在于构建了一套基于人工智能的糖尿病视网膜病变的自动诊断系统,它使用人工智能算法来分析由眼底相机采集到的眼底图像(图3-7),可以自动检测、标注、量化眼底出血点与眼底渗出,自动对眼底病变的程度进行分级,并生成报告。在此基础上,医院构建了糖网筛查区域化专科医联体管理模式,打通了中心医院与社区医疗机构的双向转诊通道,促进了专家资源的下沉和医疗资源的再分配,构建了完善的糖尿病视网膜病变的筛查和诊断系统,提高了糖尿病视网膜病变的检出率和糖尿病的管理率(图3-8)。

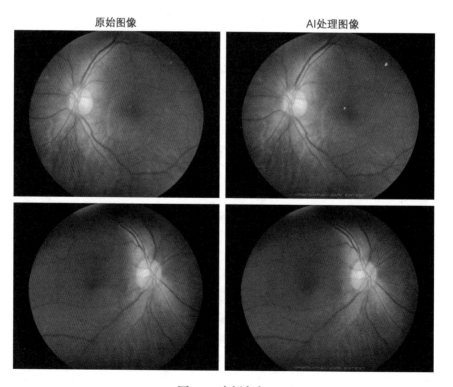

图3-7　案例亮点

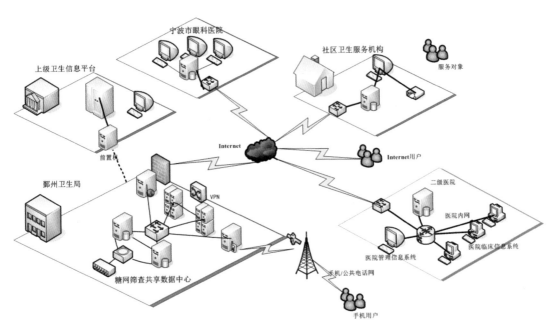

图 3-8　案例亮点

（1）总体架构图：糖网筛查项目的整体框架如图 3-9 所示，包括：

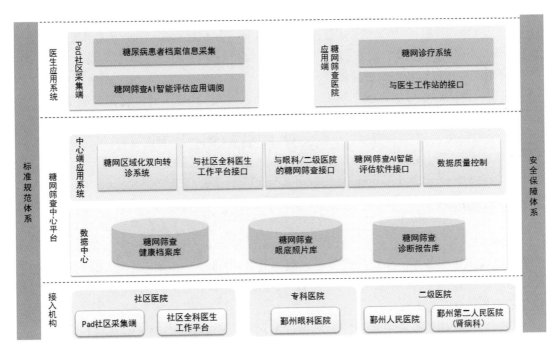

图 3-9　案例亮点

1）医生应用系统：主要完成采集功能，Pad 社区采集端主要针对糖尿病患者档案信息采集、糖网筛查 AI 智能评估应用调阅等。在糖网筛查医院应用端部署糖网诊疗系统，并实现与医生工作站对接。

2）糖网筛查共享数据中心：分为中心端应用系统和数据中心管理两部分，其中应用系统主要分为糖网区域化双向转诊系统、与社区全科医生工作平台的接口、与眼科 / 区内医共体总院的糖网筛查接口、糖网筛查 AI 智能评估软件接口、数据质量控制等。数据中心建设包括糖网筛查健康档案库、糖网筛查眼底照片库、糖网筛查诊断报告库等。

3）接入机构：包括社区医院、专科医院（鄞州眼科医院）、区内医共体总院（鄞州人民医院、鄞州第二医院）。

（2）糖网筛查共享数据中心系统：糖网筛查数据中心形成全区糖网筛查专病健康档案，糖网筛查主题数据库。实现针对患者、医疗卫生人员、社区卫生服务中心 / 二级、眼科等医疗机构的注册管理服务，建立面向这些实体的唯一标识。

糖网区域化双向转诊系统实现糖网患者的区域化双向转诊系统，疑似阳性患者可以转到眼科医院就诊。如果发现患者有并发肾病，可以转到上级人民医院就诊。上级医院的确诊患者诊疗等相关报告可以下转到社区。

与社区全科医生工作平台的接口实现与社区医院的居民健康档案对接，获取居民健康档案信息；糖网筛查中心平台可以将居民的糖网筛查报告与社区全科医生工作平台共享。与眼科 / 区内医共体总院的糖网筛查接口，实现与眼科医院、综合医院等的信息互通，实现将糖网筛查项目相关的报告上传到糖网筛查数据中心。糖网筛查 AI 智能评估软件接口，实现与第三方糖网筛查 AI 智能评估软件接口的集成。建立完整的接口数据质量控制体系，同时建立面向联网医疗机构的数据审核监控机制。

（3）人工智能（AI）评估系统：AI 智能评估后台是一款软件程序，它使用人工智能算法来分析由眼底相机采集下来的眼底图像，然后由社区全科医生将患者视网膜图像上传至安装了 AI 智能评估后台软件的云服务器。

AI 智能评估后台可以完成图片上传和智能分析功能，并提供智能化筛选决策，如果采集的图像质量足够好，软件会给医生提供两种结果之一：发现轻度以上糖尿病性视网膜病变，转诊至眼科医生；未发现轻度以上糖尿病性视网膜病变，12 个月内复查。

如果检测到阳性结果，患者应尽快找眼科医生进行进一步的诊断评估及治疗。

3. 应用成效

截至 2019 年 10 月，宁波鄞州区共投放糖网筛查设备 22 套，分布在 20 家社区卫生服务中心或者卫生服务站。系统接收并处理数据共 8 307 例，其中有效数据 6 811 例，平均每天诊断约 50 例。通过智能诊断系统诊断后，共诊断出正常 6 175 例，DR Ⅰ期 589 例，DR Ⅱ期 42 例，DR Ⅲ期及以上 2 例。

便携式眼底相机 + 人工智能（AI）辅助的糖网筛查平台，基本能够实现对病灶的定位、定性和定量自动检测，成为目前最适宜的技术解决方案，有利于糖尿病视网膜病变的早期发现与早期干预，降低群众的疾病负担和糖尿病视网膜病变致盲率，同时比传统筛查节省三分之二的成本。

系统对用户实行实名认证管理,用户需进行实名认证并登录可使用与阅览系统相关的功能,系统针对不同级别的用户赋予不同的权限,便于各类用户进行相关查看、使用、统计操作。系统对患者档案信息进行加密处理,防止个人敏感信息泄露,保护居民隐私。

4. 专家点评

瞻岐镇卫生院徐其方院长:"我们涉及病例共 1 864 例,糖网筛查项目的实施让更多的糖尿病视网膜病变患者能够被早发现、早治疗,并为病情严重的患者提供了绿色转诊通道,让患者能够提早就医、科学就医,防止病情进一步恶化,提高了患者的诊疗效果,是一个很有意义的项目。项目实施半年来,居民反映效果很好,希望这个项目能够一直实施下去,造福居民。"

百丈街道社区卫生服务中心俞建华主任:"我们涉及病例共 2 248 例,糖网筛查智能诊断系统是人工智能科技在医疗领域的完美展现,通过大数据的分析与处理,做到对视网膜照片的精确解读,极大地提高了糖网筛查效率,减轻了医生的负担,并让专家资源下沉到社区,不仅能够让居民享受家门口的服务,还能促进社区医生医疗水平的提升。"

(五) VTE 风险评估与监测管理系统

应用单位:中国人民解放军总医院

涉及科室:血管外科

疾病种类:静脉血栓栓塞症

案例简介:VTE 预警系统基于医疗大数据,面向三类用户提供辅助决策方案。系统从医疗数据入手,专注于医疗数据的挖掘与分析、医学术语的分析与处理,依托 AI 技术,基于医学自然语言处理的智能化预测及辅助诊疗系统,改善了以往手工填写风险评估量表的模式,通过提取与静脉血栓风险相关的指标变量,建立风险评估模型,借助自然语言处理技术从既往病史、检查报告、病理报告、临床诊断、手术记录识别出指标信息,通过归一化处理、逻辑推理等操作,实现自动量表评分,大幅提升效率和效果。VTE 预警系统面向医务人员提供智能化辅助决策,根据患者病症指标、医学知识图谱等数据提供预防措施或者治疗建议;面向管理者提供科学合理的医疗质控平台、优化院内医疗资源分配,提升单病种质量管理;面向科研人员提供一体化互动平台,提升精准医学研究能力。

1. 案例背景

国内外数据显示,静脉血栓栓塞症(venous thrombosis embolism,VTE)是第三大致死性血管性疾病,40%~60% 患者存在着 VTE 的风险,全球每年每 16 秒就有 1 人发生 VTE,而每 37

秒就有 1 人因 VTE 死亡,每年全球超过 8.43 万患者死于 VTE 或相关并发症,呈现发病率高、误诊漏诊率高、死亡率高三大特点,成为医务人员和医院管理者面临的严峻考验(图 3-10)。目前,国内关于 VTE 防治仍处于探索阶段,尚未形成统一的诊疗路径。由于缺少 VTE 风险评估机制、缺少 PE(肺栓塞)处理的应急预案,VTE 主动预防和规范处理比率低,住院患者致死性 PE 发生率高、甚至引发纠纷。

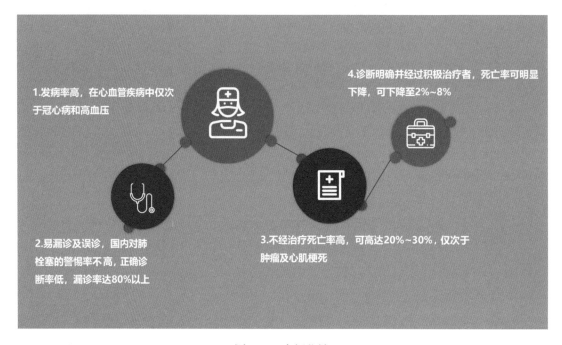

图 3-10　案例背景

自 2014 年我国开展 VTE 风险控制行动以来,大部分医院都已启动相应的 VTE 防治机制。但从防治效果来看,各级医院在住院患者 VTE 风险评估预警、预防诊疗和质量监控等方面仍存在诸多问题。因此,为增强住院患者临床 VTE 防治能力、诊疗质量,解放军总医院卫勤部与企业联合设计研发了 VTE 风险评估与预警监控系统(简称 VTE 预警系统)(图 3-11)。

2. 案例亮点

VTE 预警系统是一种采用人工智能技术实现疾病预测干预的系统,利用自然语言识别、数据挖掘和机器学习等人工智能技术,应用文本挖掘、语义分析技术深度分析 HIS 中的医疗文书、诊断、手术、检查检验、医嘱等相关高危致病信息,将非结构化文本形式的病历数据变成可用于统计、查询和分析的结构化数据。系统可以实现:①系统利用智能化、自动化 VTE 预警风险评估技术开展全样本筛查,有效预测在院病历的 VTE 风险等级,准确地筛查出高危病历;②根据风险级别、出血风险、病历特征等信息生成个性化的预防措

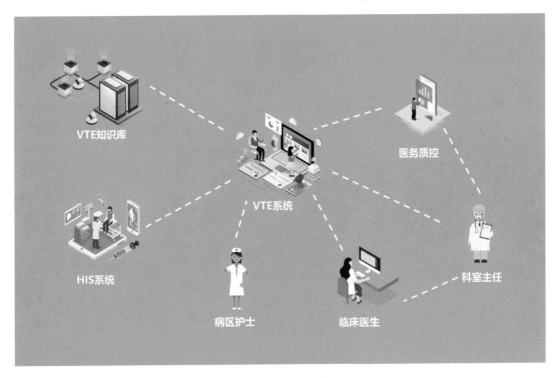

图 3-11　案例背景

施以及针对性的治疗方案,从而实现 VTE 的早评估、早预防、早诊断和早治疗;③基于临床路径方法建立标准化干预诊疗路径,实现患者评估、预防、诊断、治疗等全过程各个节点的全面质控;④智能生成质控专题报告,进一步丰富完善了医院病种质量全面管理体系(图 3-12 和图 3-13)。

VTE 预警系统应用前景广阔,市场需求潜力巨大。其改变了传统病种质量管理模式,实现信息化全程监管。基于循证医学模式,探索研究标准化 VTE 诊疗路径。在治疗过程中,由于未能及时掌握患者的某些信息,仅按照评分结果使用某些抗凝药物,将增加患者的出血风险,尤其对合并使用抗凝、抗血小板或溶栓等药物,接受手术、腰穿和硬膜外麻醉等有创诊疗操作,合并活动性出血、既往颅内出血史或大出血史、未控制的高血压或可能导致严重出血的颅内疾病等基础疾病,或高龄、凝血功能障碍、血小板异常等患者。在患者病情涉及多学科时,由于对跨学科情况不够了解,更增加了医疗风险,VTE 也是其中的风险之一,稍有疏忽,便会出现不可弥补的错误,这也是涉及多学科患者难入院的原因之一。另外,不同患者、不同分级、不同专科,对应预防诊疗方案各不相同。市场上尚缺乏能够实现从 VTE 评估、预防、诊治和质控全过程闭环的智能化分析软件产品解决方案。

本案例中涉及的人工智能系统在研究开发与部署使用过程中,有多位计算机专家和医学专家共同参与,并在实施前抽取医院近 3 年的电子病历数据,对其清洗、标准化和分析验证,不断完善自然语言处理和机器学习的准确度,构建 VTE 预防知识图谱和治疗知识图谱。

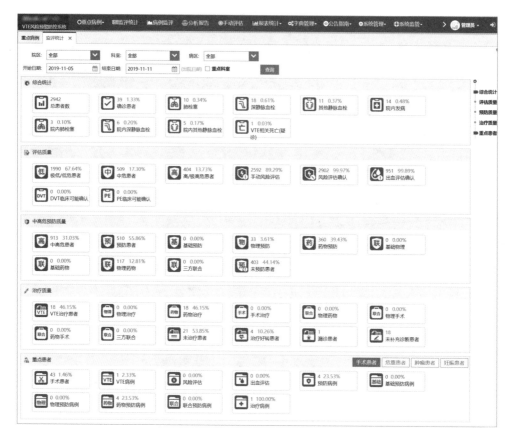

图 3-12　案例亮点

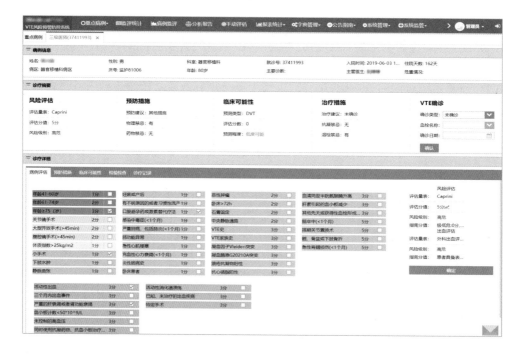

图 3-13　案例亮点

3. 应用成效

该项目经过三年 VTE 质量监管,建立了 VTE 防治高危科室 / 人群字典库、制定了院内防治方案、组建了防治团队、规范了防治流程,成为健康促进基金会 VTE 防治示范基地。并通过两年的信息化管控:2018 年度 VTE 风险评估率 100.00%(同比增加 64.12%)、干预率 87.23%(同比增加 23.27%)、患病率 1.05%(同比降低 0.32%)、漏诊率 10.12%(同比降低 10.25%)、死亡率 3.06%(同比降低 0.08%)(图 3-14)。并基于院内工作基础,领衔编制《中国医院质量安全管理 - 住院患者 VTE 防治》团体标准分册,先后组织了 15 场全国范围近百人的宣贯培训会。

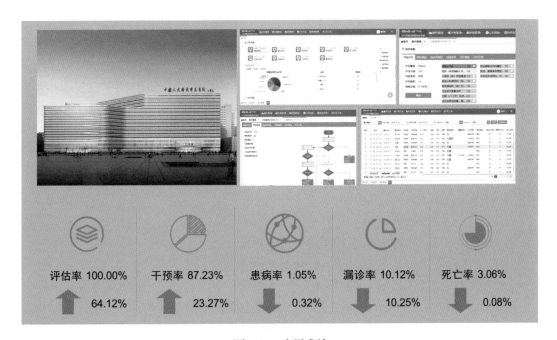

图 3-14　应用成效

4. 专家点评

解放军总医院医疗统计科曹秀堂教授:"VTE 系统利用智能分词、机器学习等人工智能技术,实现对住院病例全时、全员、全域、全程的评估监测。通过信息化技术有效识别临床数据中的敏感信息,自动填充评估量表,减轻了医护人员的评估工作。丰富的 VTE 指标准确地反映住院病历的诊疗质量,为质控人员提供 VTE 防治的态势感知与监控。VTE 系统是一个人工智能方向的落地案例,能够为医院管理和临床辅助带来切实的便利,能助力医院流程监控和质量提升。"

（六）心电 AI 智能辅助诊断在区域心电诊断监测平台中的应用与实践

应用单位:南京市卫生信息中心

涉及科室:心功能室、心内科

疾病种类:心血管疾病

案例简介:为了实现区域内心电检查数据集中管理、临床共享与互认,整合区域内优质医疗资源,为全市各级机构提供高效、高质量的远程诊断服务,南京市区域心电诊断监测平台自 2016 年 6 月底开始建设,依托江苏省人民医院作为主业务中心,完成省人民医院集团、南京医科大学第二附属医院、南京市儿童医院、南京市中医院、马鞍山市立医疗集团、镇江、扬州等地医疗机构的对接,并向下接入玄武、雨花台、栖霞、江宁、浦口、溧水、高淳、六合、江北新区等区域的心电诊断系统,在市、区两级平台的架构下,形成了"基层社区卫生服务中心 - 区平台(医院)- 三级医院"的分级诊疗服务模式。2018 年起,为提升南京区域心电诊断监测水平,南京市卫生信息中心将心电 AI 智能辅助诊断功能纳入区域心电诊断监测平台中落地应用。

1. 案例背景

心电图是分析和鉴别各种心血管疾病最常用和最精确的无创手段。但很多心脏病是偶发的,尤其前期表现心律失常,很多是偶尔感觉不舒服,去医院检查时又是正常的,如在晚期出现胸闷甚至晕厥才去医院就诊,很可能错过最佳诊断时间。因此患者的心电长程监测格外重要。

由于心电信号本身的复杂性和变异性,传统心电图机器分析技术存在一定局限性,无法真正做到自动、快速、准确分析,必须依靠专业医生进行分析,而大部分医疗机构,特别是基层医院,专业心电图医师资源匮乏,对广大基层心血管疾病患者获得及时、准确的诊断和防控治疗造成影响。

具体心电图检查痛点主要为,心电图医生资源较少,长程监控数据中的异常点出现不规则,医生人工解读费时费力。心电图机器分析算法存在不足,在引入深度学习技术之前,使用现有算法准确率长期在 70% 左右。单导联产品没加载"人工智能算法",都是通过医生进行诊断预警,无法保证诊断的时效性和准确性,用户体验不佳。

针对上述问题,利用人工智能与医疗系统融合,研发心电 AI 诊断模型,以人工智能突破心电技术瓶颈的重要性逐渐凸显。不但可提供准确的自动诊断信息,也可以对患者长程心电预警、诊断。心电分析算法的发展经过了几个阶段:2000 年以前,医师主要依靠波形特征进行检测,如峰值高度、波峰间期等。之后研究者在依靠波形特征检测的基础上加入了时频、小波、高阶统计量等因子。2006 年后,随着神经网络和深度神经网络的发展,心电分析算法再次进入了大众视野。

2. 案例亮点

将心电大数据、机器学习、人工智能应用于医疗系统,研发心电 AI 诊断模型,以人工智能改变传统心电图分析技术的局限性。研发的心电 AI 辅助诊断系统需提供自动诊断信息,满足临床辅助诊断准确性要求,同时可实现对心电长程监测的预警诊断(图 3-15)。

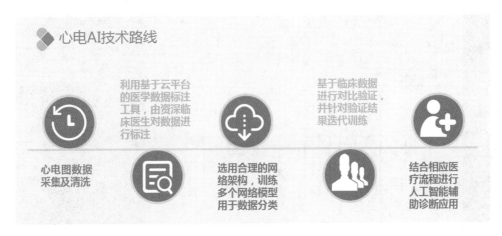

图 3-15　案例亮点

通过 FTP 文件传输、数据拷贝、数据接口的方式获取平台历史静态心电图的数据,数据信息需包含心电数据(需读取心电平台采集的 30 秒原始数据)、采样频率、患者年龄、性别、临床诊断、心电诊断等。将获取到的心电数据进行预处理,去除噪声并筛选目标异常分类,将预处理后的数据上传到云存储,通过随机方式分配给多位心电专家医师来对数据进行二次标注,得到高精度数据,为后期进行模型开发和训练使用。

进行数据训练,将处理过的数据划分为训练集、验证集和测试集,基于 Densenet 和 RNN 的神经网络,用深度学习技术训练心电 AI 诊断模型。在临床进行模型验证,利用划分的验证集对训练获得的模型进行评估,并与专家医师的结果进行比对计算模型准确率,并进一步在心电平台随机挑选临床心电图进行比对,根据比对结果迭代改进模型。开展模型试运行,根据院内网络现状和医院信息部门的要求,进行心电 AI 辅助诊断系统的部署工作,以满足院内外计划的应用场景的需求。

目前采集心电数据总量约 200 万份,格式包括 HL7 和 PDF,并经过归一化处理。经过专家标注的心电图数据,近 60 万份,数据分布在 138 个分类,经过统计研究发现,主要集中在 18 个常见分类,经过筛选合并,确定 18 个分类要用深度学习模型进行自动诊断,其他分类使用传统特征识别和机器学习算法进行(图 3-16)。

目前研发的心电 AI 诊断模型,可以进行心电临床数据的二分类、四分类、九分类及十八分类评估,诊断模型应用效果在正常 / 房颤模型整体准确率 99.15%,正常 / 节律 / 波形 / 节律 + 波形 4 分类模型整体准确率接近 95%,十八分类模型整体准确率 95%。

图 3-17 为用心电 AI 辅助诊断系统对 2 万份患者心电数据进行自动诊断的临床验证结果:

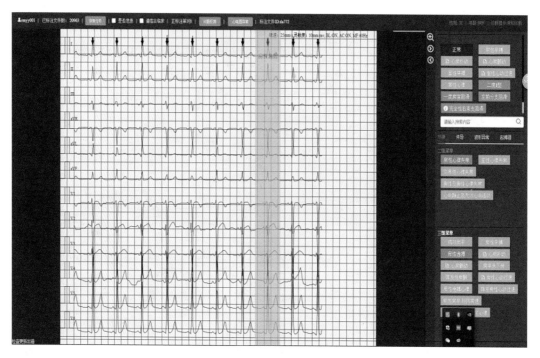

图 3-16　案例亮点

图 3-17　案例亮点

3. 应用成效

　　江苏省人民医院作为区域心电主业务中心,医院内部署心电 AI 辅助诊断系统,心功能室利用系统对全院心电数据进行统一管理、统一诊断。据统计,医院门急诊、病区及体检中心日心电检查量在 500 例以上,其中体检中心 80% 以上心电检查人群都为正常,门急诊、病区心电检查 50% 以上患者为正常。靠传统心电机器算法分析及人工诊断需耗费大量时间,应用 AI 辅助诊断系统在大量的心电诊断业务中自动筛选出正常心电图,将异常数据的推送给心电图诊断医生进行诊断,提高科室心电业务诊断效率,将心电图专家从基础工作业务中解放。科室在不增加人员结构基础上满足全院乃至医联体医院的心电图诊断业务。

　　同时 AI 心电辅助诊断还可在以下三个方面助力临床心电诊断:在临床监护方面,心电 AI 辅助诊断系统可帮助医生减轻负担,减少他们关注的压力,提高医生的工作效率。在异常定位方面,克服了动态心电检查患者预约时间长、动态心电报告医生少等困难,通过人工智能技术帮助医生诊断时快速定位、发现异常。在风险预测方面,对于术后、慢性病患者可以通过家庭设备监测心电变化,通过心电 AI 赋能慢性病管理平台中的心电诊断业务,可以让患者在家中获得及时、准确地诊断和预警救治。

4. 专家点评

　　南京市卫生信息中心主任殷伟东点评:"心电 AI 智能辅助在区域中不仅可以提升三级医疗机构院内心电管理效率,还可以大大提高区域内医联体医院心电辅助诊断水平。同时心电 AI 诊断在居民自我健康管理中还将有广泛的应用。对于慢性病患者、术后随访患者居家长程监测的心电数据,心电 AI 辅助诊断系统可辅助患者的家庭医生分析,解决分析难点为患者提供及时准确诊断和预警救治。"

(七) 心梗、脑卒中提前预警 AI 案例

　　应用单位:清河县中医院
　　涉及科室:心脑科
　　疾病种类:心梗、脑卒中
　　案例简介:心脑监测预警系统在河北省清河县中医院等应用,应用科室涉及心脑科,疾病种类包括心梗、脑卒中,涉及计算机视觉、自然语言处理(包括语言识别)、机器学习(包括深度学习)、知识图谱、知识推理等相关人工智能技术。通过该系统的建设,实现了群组管理、线上问诊、疾病风险监控、提前预警等功能。清河县中医院在引入心脑监测预警系统后,首先将预警系统中的用户组建了用户群,便于中医院与用户、用户与用户之间的沟通、开展健康宣教、反馈用户疑问;通过预警系统增进了医院与用户之间的情感和互信,提升了满意度;便于中医院为预警系统上的用户开通绿色通道,用户有问题通过心脑监测预警平台提前咨询,中医院会予以解答或建议;如用户出现疾病风险较高时,中医院将通过预警系统实时监控到,并及时跟踪控制。

1. 案例背景

　　心脑血管疾病是心脏血管和脑血管疾病的统称,该疾病具有高患病率、高致残率和高死亡率的特点。据《中国心血管病报告 2018》,目前推算心血管病现患人数 2.9 亿,其中脑卒中1 300 万,冠心病 1 100 万,肺源性心脏病 500 万,心力衰竭 450 万,风湿性心脏病 250 万,先天性心脏病 200 万,高血压 2.45 亿(图 3-18)。作为危害人类健康的第一大杀手,降低心脑血管疾病发生率已经成为医院管理者和临床医务人员面临的严峻问题。

《中国心血管病报告2018》

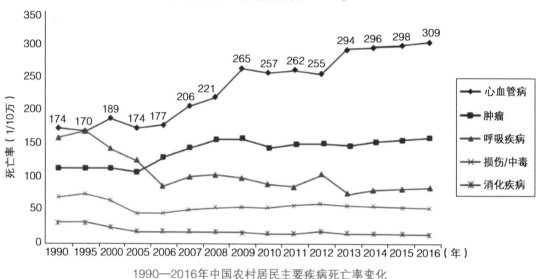

1990—2016年中国农村居民主要疾病死亡率变化

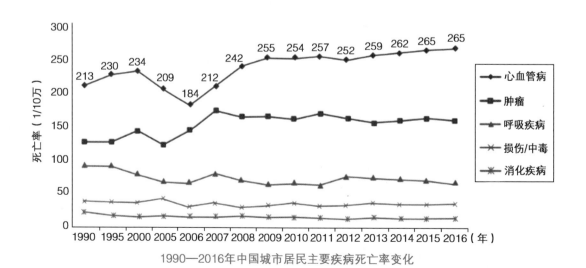

1990—2016年中国城市居民主要疾病死亡率变化

图 3-18　案例背景

心脑血管疾病公认的最佳解决方案是"预防大于治疗"。当前我国预防心血管病的方案为控制饮食、坚持体检、保持运动、自测血压、戒烟戒酒、定期服药,但这些方案系统性、可操作性和及时性不好界定。研究发现,心脑血管疾病可防可治,早期识别风险、长期监测心率、血压、血氧饱和度等体征数据,并及时针对疾病风险进行提前预警,可以有效预防和降低心脑血管疾病的发生及病变。

清河县中医院利用心脑监测预警系统与医院的心脑科、治未病中心相结合,以医院的救治能力做后盾,同时利用中医治未病的优势做好保健调理,将心脑监测预警系统作用扩展,针对高血压、糖尿病、心脑血管病等不同类型用户进行相应的健康科普和中医调理。从医疗角度上可以提前发现生理指标的变化,从社会角度可以舒缓个人情绪、安慰亲属心理,有助自身健康发展。

2. 案例亮点

随着图像识别、深度学习、神经网络等关键技术的突破,带动了人工智能新一轮的发展。人工智能及相关技术逐步应用在医学影像、临床决策支持、语音识别、药物挖掘、健康管理、病理等众多医疗领域。人工智能技术与医疗领域呈现不断融合的趋势,其中数据资源、计算能力、算法模型等基础条件日臻成熟,成为行业技术发展的重要力量。

心脑监测预警服务,首次使用心率、血压、血氧饱和度等数据特征矩阵进行机器学习、深度学习算法的训练,首创与传统中医子午流注、器官模型理论的融合方式,进行疾病的趋势判断和分析。以百万心肌梗死、脑卒中等临床数据为基础,使用中医器官模型,根据子午流注原理,对用户高维度数据进行校准和建模,得出人体 14 种器官的数据模型。再结合深度神经网络,包括卷积神经网络、循环神经网络和深度置信网络等模型对临床大数据进行自主学习,可以得出各类预警疾病的置信度。

通过智能可穿戴设备——护心手表,将光电容积脉搏波描记法和检测红绿光源吸收度等技术活动的原始信号进行处理,可计算心率、血压、血氧饱和度、有氧运动、器官休眠(深睡、浅睡)等指标,日监测近 2 000 个生理指标并提供人体 14 种器官模型健康状态分析。最终结果将中医子午流注原理计算的器官模型和人工智能算法进行加权融合,并结合大数据系统平台实时进行心脑监测和预警(图 3-19)。

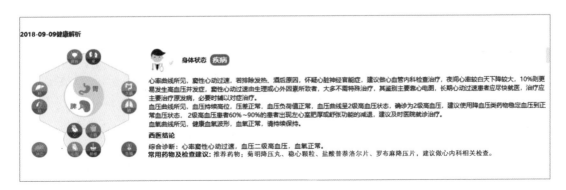

图 3-19　案例亮点

3. 应用成效

该设备利用人工智能大数据核心科技,把中医理论、医疗大数据和人工智能相结合,首创器官健康状态模型和疾病先兆病理模型,实现了器官健康状态的可视化,以及心梗、脑卒中和肿瘤等疾病风险的提前预警。清河县中医院将心梗、脑卒中预警AI智能系统引入医院治未病中心,将中医"治未病"理念与现代技术相结合,充分利用二者之长,为佩戴者提供健康监测,疾病预警以及紧急救治等健康服务。目前清河县中医院治未病中心预警系统已收入近200名佩戴者,并为其提供健康体检,中医特色治疗,健康咨询等服务。

4. 专家点评

中医院心脑科主任王焕超、基层科主任杨德春表示:"一直以来,心脑血管疾病方面的预警都认为是不可行的,医学界和科技界一直在不断地探索和尝试。心脑监测预警系统的应用使这一瓶颈得到突破,通过大量的数据计算,医生、家人及佩戴者实时掌握佩戴者的健康信息,从而为管理、预防和干预提供了有效的支撑和时间。"

中医院史立信院长指出:"心脑监测预警平台把慢性病管理和中医'治未病'理念有机结合起来,对于亚健康、慢性病高危人群、老年人群等群体性进行有效管理和控制,利用'互联网+医疗'技术促进医学人工智能发展,推进全民健康信息化建设与发展,助力健康中国建设,提高人民群众的获得感、幸福感和安全感。"

(八) 医联体智能眼底相机项目

应用单位:哈尔滨市南岗区新春社区卫生服务中心

涉及科室:眼科

疾病种类:糖尿病视网膜病变、黄斑病变、黄斑水肿、高度近视眼底改变、视网膜中央动脉阻塞、视网膜分支动脉阻塞、视网膜中央静脉阻塞、视网膜分支静脉阻塞。

案例简介:医联体智能眼底相机项目是通过学习训练十几万份高标准的眼底照片,实现眼底病变的智能识别系统。目前可支持识别糖尿病视网膜病变、黄斑水肿、高度近视眼底改变、黄斑前膜、视网膜分支静脉阻塞、视网膜中央静脉阻塞、黄斑病变、视网膜中央动脉阻塞、视网膜分支动脉阻塞等9种眼底疾病。其中糖尿病视网膜病变可以支持国际标准五分期识别。除了识别病变类型外,还能定位标记微血管瘤、出血斑等病灶,辅助医生更为精准的判断。眼底病变智能筛查系统,与全自动眼底相机进行整合,实现智能一体机设备。

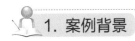

1. 案例背景

随着近些年人们生活水平的提高,各种慢性病的发病率逐年增高,如糖尿病视网膜病变,高血压眼底病变等。此外现代社会人们学习、工作、娱乐用眼强度大幅增加,多种眼底疾病的发生率也有增高趋势。眼底病多是不可逆的,有些类型进展速度特别快,以湿性老年黄斑变性(wAMD)为例,急性进展期可在短短 2~3 个月内就造成失明的严重后果,即便不是急性发作,自然病程发病第 3 年,2/3 的患者视力小于 0.12。所以眼底病的早期诊断治疗尤为关键。如能利用人工智能在早期筛查中及时发现,并尽早治疗和控制,将极大减缓和降低患者失明的风险。

2. 案例亮点

基于人工智能深度学习算法,学习训练十几万张眼底影像数据集,实现对眼底影像的快速智能识别。目前眼底智能筛查系统已支持 9 种眼底病变的检出,其中糖尿病视网膜病变支持国际标准五分期判定。目前眼底糖尿病视网膜病变筛查系统已经完成在 CFDA 中检院的注册检验,有望成为第一批获批的 CFDA 3 类人工智能医疗器械。

目前该系统在黑龙江省哈尔滨市新春社区卫生服务中心进行落地试点,黑龙江省二院作为上级医院,辐射至十多个基层社区,保障了基层老年人的眼底病筛查率。在眼底病变识别模型上,眼底病变智能筛查系统采用多标签分类模型,支持 8 种病变识别,单病种识别准确率可达 99%。而在糖尿病视网膜病变识别上,可以支持国际五分期识别,特异性 99%,敏感度 95%。用户评价通过云端的"眼底筛查智能医生"给基层医务人员配备专家级人工智能助手,让基层社区或者乡镇的居民也可以享受到眼底筛查服务,这对于糖尿病患者群特别有效,可以早期发现糖尿病视网膜病变并提前诊疗处理,降低危害。

3. 应用成效

2018 年 12 月,在黑龙江省卫生健康委领导,黑龙江省第二医院、南岗区卫生健康委的关心和支持下,新春社区卫生服务中心睿医人工智能眼底疾病筛查项目接受视察。现阶段已筛选居民 1 000 人次、筛选需进行复查的居民占 13%,已复查居民达 18%,20% 的筛查居民来自于周围居民推荐,智能眼底筛查活动得到了居民的大力认可和配合。

4. 专家点评

黑龙江省第二医院眼科王主任指出:"眼底病变已经成为重要的致盲因素,有些眼底病进展特别快,比如湿性老年黄斑变性可在短短 2~3 个月内造成失明,所以眼底病的早期诊断治疗尤为关键。如果利用人工智能技术在早期筛查中及时发现,并尽早治疗和控制,将极大减缓和降低患者失明的风险。"

（九）早期食管癌辅助诊断关键技术及新型服务模式应用平台

应用单位:安徽医科大学第一附属医院

涉及科室:消化内科和内镜中心

疾病种类:早期食管癌

案例简介:早期食管癌辅助诊断关键技术及新型服务模式应用平台,目前已经在安徽医科大学第一附属医院落地应用。该产品在单个医疗机构内部属于应用项目,但是在省-市-县三级医疗机构影像学辅助诊断模式应用方面尚属于探索阶段。该产品使用了卷积神经网络、支持向量机、灰度共生矩阵、并行计算技术等相关人工智能技术,应用于消化内科和内镜中心,疾病种类包括早期食管癌。通过该平台建设,可用于医院临床,对早期食管癌进行在线筛查和辅助诊断,并对早期食管癌医学影像大数据进行研究、开发与应用,探索基于神经网络、支撑向量机等新一代人工智能技术的信息系统在早期食管癌医学影像辅助诊断中的应用,探索面向于各类医疗机构和人群的基于医学影像大数据的新型医学服务模式及其相关技术体系,促进优势医疗资源尤其是专科优势资源的下沉。

1. 案例背景

食管癌是常见的消化道恶性肿瘤(图3-20),全世界每年约有30万人死于食管癌。我国是世界上食管癌高发地区之一,如太行山、秦岭地区、闽粤交界、湖北、山东、甘肃、江苏、陕西等地,每年约15万人死于食管癌,男性多于女性,发病年龄多在40岁以上。食管癌典型的

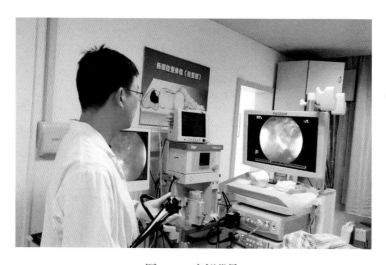

图3-20 案例背景

症状为进行性咽下困难,先是难咽干的食物,继而是半流质食物,最后水和唾液也不能咽下。早期(Ⅰ期)食管癌患者手术切除后总的 5 年生存率为 80%~90%,甚至在 90% 以上,肿瘤局部区域达到晚期(Ⅲ和Ⅳ期)的患者 5 年生存率则不到 15%。通过对食管癌的早期筛查能大大提高患者的治愈率和存活率。

当今,以深度学习为代表的新一代人工智能技术是全球的热点。在过去的五年里,基于深度学习的语音识别的准确度从 95% 提升到 97% 左右,从 95% 到 97% 看上去只提高了 2%,但实际上是把错误率降低了 40%,这是巨大的进步。在很多领域,它的认知水平正在超越人类,创造巨大的经济和社会价值。

2. 案例亮点

分析当前国内外对早期食管癌辅助诊断关键技术和平台的构建,传统的流程主要是:首先提取区别于正常图片的异常颜色及纹理信息,然后根据提取到的特征信息,利用经典的分类算法识别诊断出存在异常病变的图片。纹理提取方法主要包括灰度共生矩阵、局部二值模式(LBP)、Gabor 特征等。然而,食管癌图片因医院拍摄设备、拍摄医生个人手法的差别、癌症病理图片的不同时期及种类的多样性,导致单一或者几种联合的纹理提取方法,并不一定能很好地表达区分出正常和癌症图片。同时,在设计区分性的特征提取方法时,往往要求算法设计者有很强的医学背景知识,这极大地提高了使用计算机辅助医学诊断的应用门槛。

随着深度学习的兴起流行以及深度网络强大的学习拟合能力,在该平台的构建中,我们利用深度卷积神经网络,通过级联多层卷积感知器,充分提取到图片各种低级、高级的纹理颜色特征。在平台辅助诊断的过程中,主要分为四步:流视频及图片预处理、食管判别模型、病变判别模型、癌症判别模型。因拍摄手法、医疗设备不同,导致不同医院的影像图片大小、光照、色差不尽相同。因此在食管判别模型输入时,需要对流视频及图片进行预处理,主要包括去光照、归一化色差、归一化图片大小等。食管判别模型和病变判别模型,均是二分类问题。类间距离较大,可通过经典的深度卷积网络来解决。癌症判别模型则主要用于找到病变区域,使用深度多示例网络,图片分割为多个 patch(图像块),通过求取最大响应的 patch 概率值来表征病变区域。最大响应的 patch 概率值越大,那么为病变图片的风险越高(图 3-21)。

3. 应用成效

从构建该平台的科学性方面来说,一方面是通过卷积神经网络的深度学习,构建自主学习并优化的辅助诊断算法,另一方面是改变了传统的图片特征提取和学习方式,采用流视频和图片结合的方式实时采集检查中的动态图像,以确保能够最大限度地采集特征信息,最后是通过该平台构建面向省、市、县三级医疗机构医学影像辅助诊断确诊模型以促进医联体新模式建立和优质医疗资源下沉。

该平台在建立和训练时,训练及对标数据超过 20 万张正常食管照片和确认食管癌的照片和特征数据。平台在安徽医科大学第一附属医院运行近 1 年,该院消化内科和内镜中心

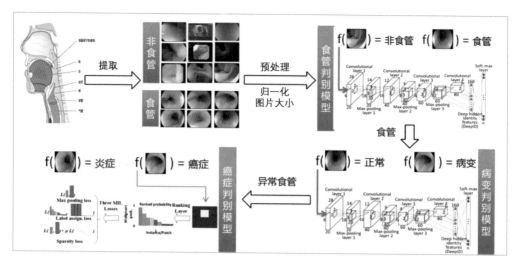

图 3-21　案例亮点

效率得到了明显提高,同时对消化内科和内镜中心临床科研工作有了极大的促进作用。

此外,该平台在对图像数据进行筛查时,所有的数据都是存储在医院内部的,且在构建辅助诊断模型时,所有的图像数据都是经过脱敏处理的。尤其是在省、市、县三级医疗机构医学影像辅助诊断确诊平台的应用过程中,各医疗机构的患者隐私数据都必须经过脱敏处理方可进行相互的学习、指导和交流。

4. 专家点评

消化内科主任医师陈熙:"该模型和平台在医院的应用,能够提高早期食管癌的检出率,对于临床的治疗和医生的自我学习都有很大的帮助,早期食管癌的及时确诊,不仅能够很好的提高患者术后存活率,同时能够减少患者术后并发症的可能性,对患者生活质量的提高有很大帮助。同时,面向省、市、县三级医疗机构医学影像辅助诊断确诊平台的应用,对于省级医疗质控管理和诊断水平的提高都有极大的帮助,对于优质医疗资源的持续下沉有极大的推动作用。"

中国科学技术大学徐冬教授:"人工智能在临床的应用是近年开展较为深入的工作,尤其是人工智能在医学影像中的创新应用,对于提高医疗诊治水平和改善患者服务都有重要的意义。人工智能在临床中的应用,需要医院管理者、临床医护人员、科学工作者和患者共同参与,需要不断地深入学习和融合,并不断地拓展其他应用,对于构建健康医疗大数据平台、提高医疗服务水平都有很好帮助。"

四、疾病咨询智能化案例

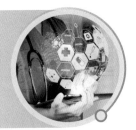

"疾病咨询智能化"包括健康管理咨询、虚拟助手、智能全科医生等针对疾病及健康知识实现的智能化应用。

本册收录此类优秀案例 6 项,涉及科室主要包含内科、外科、妇产科、儿科、中医科、消化科、呼吸科、内分泌科、男科、皮肤科、传染科、精神心理科等。覆盖病种有儿童常见病与多发病、结直肠癌、成人消化系统疾病、心脏病等。基于信息抽取标化,智能地满足医生或患者的信息需求,其中以"智能导诊"场景居多。

(一) 辅助诊断产品在儿童医院门急诊临床场景的应用

应用单位:广州市妇女儿童医疗中心

涉及科室:门诊儿童内科、儿童呼吸科、儿童消化科

疾病种类:儿童常见病与多发病

案例简介:2016 年 8 月,广州市妇女儿童医疗中心(下称"广妇儿")落地应用了人工智能儿科辅助诊断产品。本产品属于产品应用项目,应用范围面向全部儿科领域,具体包括儿内科、儿童呼吸科、儿童消化科、儿童内分泌科、儿童心血管内科、儿童外科等儿童亚专科,能辅助判断的疾病涵盖儿童常见病与多发病,支持疾病范围超过儿童门诊总量的 90% 以上。系统主要涉及自然语言处理、机器学习、知识图谱、知识推理等人工智能技术。通过该系统的建设,能够模拟人类医师的临床推理能力,自动学习文本病历中的诊断逻辑,具备一定的病情分析推理能力,能够像人类医生一样"读懂"儿科常见和危急疾病的文本病历,并可准确诊断多种儿科常见疾病。该系统深度嵌入院内电子病历系统,有独立页面和后端接口等多种调用形式;有效利用患者主索引、临床门诊电子病历等数据,并在特殊的诊疗节点上提供辅助决策信息,在不干预原临床工作流程的同时,提升了诊疗的标准化程度。经统计,2019 年 1 月 1 日至 1 月 21 日短短 20 天内,广妇儿门诊医生已实际调用它开展辅助诊断 30 276 次,诊断与临床符合率达到 87.4%,儿童内科相关科室医生均使用过该系统,并对其辅助诊断能力表示认可,认为可以帮助他们规避潜在的风险,相信该系统拓展到基层诊所后可以带来深远价值。

1.案例背景

　　2016 年,中华医学会儿科学分会、中国医师协会儿科医师分会联合发布的《中国儿科资源现状白皮书》中提到:"城市每千名儿童儿科医师数为 0.57 名,农村为 0.47 名"。原国家卫计委、国家发改委、教育部等 6 部门发布的《关于加强儿童医疗卫生服务改革与发展的意见》中指出:"每千名儿童儿科执业(助理)医师数到 2020 年要达到 0.69 名"。

　　我国儿科医师以小于 35 岁的从业人员为主,本科学历居多。2011—2014 年,中国儿科医师流失人数为 14 310 人,占比为 10.7%。其中,35 岁以下医师流失率为 14.6%,35~45 岁医师流失率为 11%,45~60 岁医师流失率为 6.8%。

　　随着"全面二孩"政策推开,儿科医疗资源配置不均衡的现状更是雪上加霜,儿科医疗服务供需矛盾突出(图 4-1)。中国医师协会儿科医师分会会长孙锟介绍,儿科在综合性医院中处于弱势地位。过去几年中,一些综合性医院甚至把儿科给关了。

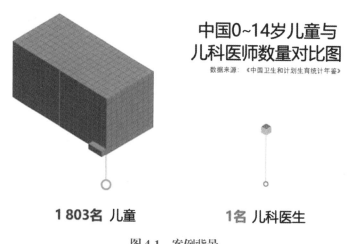

图 4-1　案例背景

　　也有社会类新闻报道显示:平均每位儿科医生一天接诊的患者数量超过 60 位,在秋冬和早春这样的流感高发期,有时需要 24 小时连着上班,接诊数量能超过 200 位。到了寒暑假,儿科迎来高峰期,不仅白天患者爆满,晚上急诊人数也不会减少,有时甚至需要连续工作 36 小时以上。

　　日益增长的优质儿科医疗资源需要同专业儿科医务人员培养不足的矛盾,是行业面临的最大痛点。本研究借助 AI 复制优质儿科医疗智力资源,从而增加优质儿科医疗资源的供给,这种医疗供给侧的根本性改善,不仅商业潜力巨大,而且社会效益深远。

　　希望在不久的将来,这项技术能形成大范围的示范推广,为基层儿科医生和年轻儿科医生提供辅助诊疗服务,为患儿家长提供智能自诊服务和权威的第二诊疗意见,避免误诊、漏诊造成的医疗风险。

2. 案例亮点

"望闻问切,视触叩听"强调的是医生看病时需要融合患者主诉、症状、个人史、体格检查、实验室检验结果、影像学检查结果、用药信息等多方面才能做出综合的病情诊断;该工具就是把文本病历转换成输入和输出两个对应的部分,输入部分包含患儿的性别年龄等基本信息、身高体重等生命体征信息以及症状、化验指标和影像检查标志物等信息,而输出部分就是诊断结果。

首先,需要利用深度学习和知识图谱建立一套智能病种库,深度挖掘和分析医疗文本的信息,将非结构化文本形式的病历数据变成规范化、标准化和结构化的数据,以便辅助诊断系统可以准确完整地"读懂"病历。其次,基于病历智能分析系统,广妇儿研究团队联合相应厂商还需要开发一套诊断结果智能推荐系统,才能组合成完整的辅助诊断能力(图 4-2 和图 4-3)。

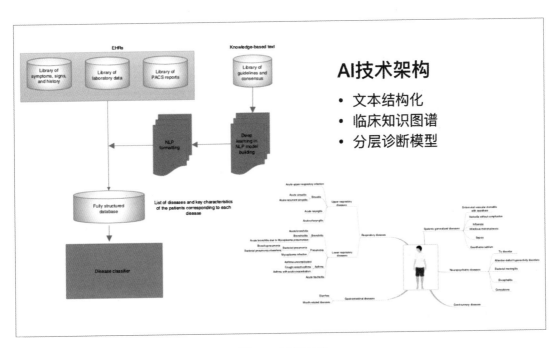

图 4-2　案例亮点

在还原临床医生诊疗思维过程中,遇到了不小的困难,最终探索出来一种类人思维的"分层诊断模型"——使用分层逻辑回归分类器来建立基于解剖学划分的诊断系统(模拟医生诊断中的传统框架),在此基础上纳入其他策略让诊断模型更加精准,包括采用病理生理学或病因学方法(例如,"感染性""炎性""创伤性""肿瘤性"等),将诊断分层决策树的设计调整至临床最适用的情景。

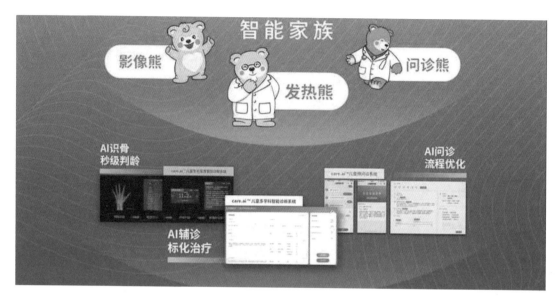

图 4-3　案例亮点

论证医疗辅助诊断产品的性能时,也严格将深度学习的方法应用在临床医学场景下,通过高年资副主任以上儿科医生标注诊断的方式,定义"金标准"测试集,来判断算法的准确度。同时借鉴随机对照试验分组对比的思路,让辅助诊断产品与人类医生针对同一类病历进行"PK",针对真实的临床电子病历,对比两者之间的差异,并计算 F_1 值,得出在不同解剖学系统层面的准确度差异。

3. 应用成效

以该系统为研究课题的科研文章,在 2019 年 2 月 12 日被国际医学科研期刊 *Nature Medicine* 在线发布,题名为 *Evaluation and Accurate Diagnoses of Pediatric Diseases Using Artificial Intelligence*(《使用人工智能评估和准确诊断儿科疾病》)。这是全球首次收录于顶级医学杂志的有关自然语言处理(NLP)技术基于中文文本型电子病历(EMR)做临床智能诊断的研究成果。

科研论文中论述了该系统诊断准确度不输年轻医生:以呼吸系统疾病为例,对上呼吸道疾病和下呼吸道疾病的诊断准确率分别为 89% 和 87%,而在上呼吸道疾病诊断中,急性喉炎和鼻窦炎的准确率分别高达 86% 和 96%,对不同类型哮喘的诊断准确率从 83% 到 97%。同时对普通系统性疾病以及危险程度更高的疾病也有很高的诊断准确率,例如传染性单核细胞增多症(90%)、水痘(93%)、玫瑰疹(93%)、流感(94%)、手足口病(97%)、细菌性脑膜炎(93%)。

4. 专家点评

广州市妇女儿童医疗中心主任、院长夏慧敏表示:"人工智能辅助诊断既能在一定程度上解决医疗服务能力不足的问题,又能提高服务的公平性和可及性。"

(二)广安门医院健康管理系统之中医体质辨识

应用单位:中国中医科学院广安门医院

涉及科室:保健科、国疗部

适用范围:心脏病、肠胃炎、气血不足、平和体质、气虚体质、阳虚体质、阴虚体质、痰湿体质、湿热体质、血瘀体质、气郁体质、特禀体质

案例简介:广安门医院健康管理系统之中医体质辨识,已于2015年3月1日在中国中医科学院广安门医院落地应用。本系统属于产品应用项目,应用科室涉及保健科、国际医疗部,主要针对心脏病、肠胃炎、气血不足、平和体质、气虚体质、阳虚体质、阴虚体质、痰湿体质、湿热体质、血瘀体质、气郁体质、特禀体质等。系统设计过程中有3位医生、6位计算机专家参与,涉及机器学习(包括深度学习)、知识图谱、知识推理等相关人工智能技术。系统上线应用后,累计服务患者达10 000人次以上。通过该系统的建设,达到了患者在就诊前可以根据中医体质辨识了解自身基本健康状况,为医生诊断病情时提供辅助判断,在就诊过程中可以依据患者的体质判断患者目前的身体情况,作为每天开药治疗的辅助依据,在治疗完成后通过对患者问卷的随访,了解患者的体质变化信息,从而可以给出预后的养生建议。

1. 案例背景

国家卫生健康委关于规范城乡居民健康档案管理的指导意见提出:到2009年底,按照国家统一建立居民健康档案的要求,农村居民健康档案试点建档率达到5%,城市地区居民健康档案建档率达到30%;到2011年,农村达到30%,城市达到50%;到2020年,初步建立起覆盖城乡居民的,符合基层实际的,统一、科学、规范的健康档案建立、使用和管理制度。以健康档案为载体,更好地为城乡居民提供连续、综合、适宜、经济的公共卫生服务和基本医疗服务。另根据《国家基本公共卫生服务规范(2009年版)》和《城乡居民健康档案管理服务规范》(下称《规范》)的内容中要求,各地卫生局须进行城乡居民健康档案管理,各项公共卫生服务项目服务记录表单应纳入居民健康档案统一管理(图4-4)。

《规范》"附件4健康体检表"中第七项检查项目即为中医体质辨识(带*,为必填项)如图4-5所示。

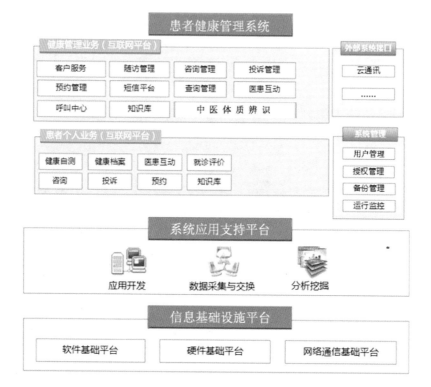

图 4-4　案例背景

中医体质辨识 *	平和质	1是　2基本是	□
	气虚质	1是　2倾向是	□
	阳虚质	1是　2倾向是	□
	阴虚质	1是　2倾向是	□
	痰湿质	1是　2倾向是	□
	湿热质	1是　2倾向是	□
	血瘀质	1是　2倾向是	□
	气郁质	1是　2倾向是	□
	特秉质	1是　2倾向是	□

图 4-5　案例背景

在以上背景下，为解决大量门诊、住院患者的健康随访问题，特别是老、幼、妇等重点对象及慢性病患者，需要根据患者治疗情况继续开展健康随访工作，包含自动采集已就诊的患者信息、患者健康档案自动注册、满意度调查、疾病服务推荐、关爱活动、复诊提醒、中医体质辨识等。根据医生的不同随访目的，生成不同的随访问卷，即时提醒患者进行健康检查。全方位地为患者提供服务，医院需要建设一套完善的患者健康管理系统。其中的中医体质辨识部分采取诊疗全周期随访模式，通过随访，记录患者体质状况并更新患者健康档案。

2. 案例亮点

广安门医院健康管理系统之中医体质辨识采用《中医体质分类与判定》的标准分类模型建立中医体质分类与判定标准知识库，使用广安门医院保健科多位专家针对九种中医体质分类制订的四季养生方案知识库。系统应用的主要生产过程是患者回答《中医体质分类与判定表》中的全部问题，每一问题按 5 级评分，计算原始分及转化分，计入患者健康档案随访记录。系统读取医院患者的健康档案随访数据，然后对健康档案中的各个节点进行分析，形成知识图谱，知识图谱描述患者个人体质与健康养生之间的联系，辅助中医体质分类与养生知识库。系统通过机器学习，构建知识推理模型，将患者实际体质数据与健康养生体质方案进行对比，得出患者的体质养生方案及未来体质健康的预测分析。系统以关系数据库存储数据源，使用统计方法中的聚类分析进行数据挖掘（图 4-6 和图 4-7）。

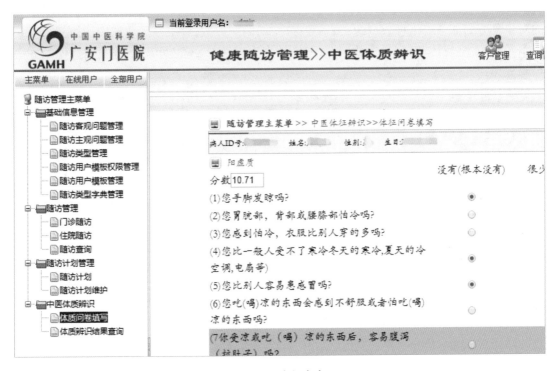

图 4-6 案例亮点

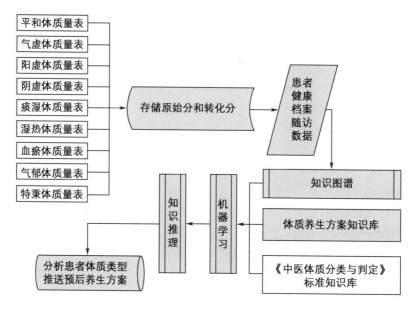

图 4-7　案例亮点

系统使用的机器学习(包括深度学习)、知识图谱、知识推理等相关人工智能技术源于概率与统计学说。数据挖掘可粗略地理解为三部曲:数据准备(data preparation)、数据挖掘(data mining)以及结果的解释评估(interpretation and evaluation)。

根据数据挖掘的任务可分为如下几种:分类或预测模型数据挖掘、数据总结、数据聚类、关联规则发现、序列模式发现、依赖关系或依赖模型发现、异常和趋势发现等;根据数据挖掘的对象可分为如下若干种数据源:关系数据库、面向对象数据库、空间数据库、时态数据库、文本数据源、多媒体数据、异质数据源、遗产数据库以及 Web 数据源;根据数据挖掘的方法可粗分为:统计方法、机器学习方法、神经网络方法和数据库方法。

统计方法可细分为:回归分析(多元回归、自回归等),判别分析(贝叶斯判别、费歇尔判别、非参数判别等),聚类分析(系统聚类、动态聚类等),探索性分析(主元分析法、相关分析法等)以及模糊集、粗糙集、支持向量机等。

机器学习方法可细分为:归纳学习方法(决策树、规则归纳等)、基于范例的推理 CBR、遗传算法、贝叶斯信念网络等。

神经网络方法可细分为:前向神经网络(BP 算法等)、自组织神经网络(自组织特征映射、竞争学习等)等。数据库方法主要是基于可视化的多维数据分析或 OLAP(联机分析处理)方法,另外还有面向属性的归纳方法。

患者健康管理系统的中医体质辨识部分,是由中医体质学者经过近 30 年的研究,根据人体形态结构、生理功能、心理特点及反应状态,对体质进行了分类,并制订了中医体质量表及《中医体质分类与判定》标准。该标准是应用了流行病学、免疫学、分子生物学、遗传学、数理统计学等多学科交叉的方法,经中医临床专家、流行病学专家、体质专家多次论证而建立的体质辨识的标准化工具,并在国家"973 计划"基于因人制宜思想的中医体质理论基础研究课题中得到进一步完善。应用本标准在全国范围进行了 21 948 例流行病学调查,显示出良好的适用性、实用性和可操作性。

3. 应用成效

中医体质辨识为中医体质与易发健康风险的宏观对应开辟了新的标准化途径,在此基础上综合运用中医"天人合一"的整体观,"体病相关、体质可分、体质可调"的中医体质学说理论和中医调理方案,可以实现"未病先防"和"既病防变"的治未病目标。

《中医体质分类与判定》简明实用,可操作性强,适用于从事中医体质研究的中医临床医生、科研人员及相关管理人员,可作为临床实践、判定规范及质量评定的重要参考依据。标准规定了关于中医体质的术语及定义、中医体质9种基本类型、中医体质类型的特征、中医体质分类的判定。适用于中医体质的分类、判定及根据体质辨识治未病。广安门医院预防保健科、国际医疗部随访医生根据患者健康情况开展定期随访,通过互联网方式利用《中医体质分类与判定》量表判定患者体质类型属于9种中医体质(平和体质、气虚体质、阳虚体质、阴虚体质、痰湿体质、湿热体质、血瘀体质、气郁体质、特禀体质)哪一种。根据患者体质类型,定期推送养生方案给健康随访患者。

广安门医院健康管理系统之中医体质辨识自2015年3月1日上线以来,主要由保健科、国际医疗部的12位医生使用,目前已服务患者10 000人次以上。

4. 专家点评

中国工程院院士、中国中医科学院院长、天津中医药大学校长张伯礼对"中医体质分类与健康养生"评价说:"体质学说是在继承前人的基础上形成的新的学术体系,在指导治未病及个体化诊疗中将会发挥特殊的作用"。

中国科学院院士、上海中医药大学校长陈凯先评价说:"体质的九种分类把个体化诊疗从针对疾病转化为针对健康进行诊疗,每一类人都有发病的倾向性,在发病之前就采取预防措施,对于维护健康有重大意义"。

(三)结直肠肿瘤诊疗辅助决策应用

应用单位:上海交通大学医学院附属瑞金医院

涉及科室:胃肠外科

疾病种类:结直肠癌

案例简介:结直肠肿瘤诊疗辅助决策系统,已经在上海交通大学医学院附属瑞金医院落地应用。本系统属于产品应用项目,应用科室涉及胃肠外科,应用的疾病种类包括结肠癌和直肠癌,应用过程中胃肠外科的结直肠癌多学科讨论(MDT)团队和医院计算机中心IT团队共同参与了本项目。系统涉及自然语言处理、机器学习、知识推理、知识图谱等相关人工智能技术。该系统在应用中,结直肠癌MDT团队利用人工智能辅助决策系统开展了诊疗决策一致性对照研究,结果表明人工智能辅助决策系统在实践中发挥了重要的参考作用。对于疑难病例,系统给予了充分的循证医学依据供临床医生参考,系统推荐的诊疗方案可以作为病例的独立第二参考意见。

1. 案例背景

近年来全球结直肠癌发病率一直居恶性肿瘤前列。每年,全球结直肠癌死亡病例约694 000例,并呈逐年上升趋势。近30年来,结直肠癌在我国发病率和死亡率也呈逐年上升趋势。在上海,2016年全年登记报告的新发恶性肿瘤病例6.6万例,发病率465/10万。肿瘤是上海居民的第二位死因(第一位死因为心脑血管疾病),其中结直肠癌位列恶性肿瘤中的第二位。因此,结直肠肿瘤的防治已受到社会的广泛重视。目前结直肠癌的治疗仍以手术为主,尽管结合了放化疗、介入治疗、分子靶向治疗等综合治疗手段,其疗效仍不能令人满意,确诊后五年生存率仍低于60%。由此可见,综合治疗在结直肠癌的治疗中的重要性日益凸显。

同时,随着医疗技术领域的迅速发展,医疗信息数据量呈现几何数级的爆发式增长。大量的患者信息、文献、论著、指南、专家共识层出不穷。这一现象带来的益处,主要体现在通过大数据的综合分析,获得了更加充分的结直肠癌综合治疗新理论和新方案的循证医学证据;然而,随之带来的问题是如何将如此大量的数据进行汇总、分类、整理、归纳、更新,更重要的是如何从这些数据中筛选优质数据,剔除劣质数据。随之造成的临床问题,比较突出的即为在结直肠癌综合治疗领域,治疗方案众多,疗效不一,缺乏规范化与统一化的综合治疗策略。

人工智能技术与临床医学的结合正在成为医疗行业的发展趋势,通过认知计算技术快速推进医疗大数据的深度挖掘、标准化应用和认知诊疗写作。基于这样的背景,大量人工智能产品应运而生,面向临床、病理、诊断的辅助产品层出不穷,由此引发的医疗大数据产业也正在快速的勃发当中,如何更好的利用信息技术为临床医学、精准医学以及智能诊断带来价值,这是当前整个医疗行业正在共同努力和思考的问题。

2. 案例亮点

在内容上,医院首次将该系统引入结直肠肿瘤的辅助诊疗决策,研究其对提升肿瘤治疗的依从性、患者就医的满意度和黏度、患者生存期等方面的相关性。

在形式上,该系统是人工智能在国内首次用于肿瘤治疗领域,且将其融入MDT讨论形式中,辅助医生决策。在MDT讨论中,对该系统给出治疗方案的不足,会进行相关说明和依据,反馈给公司,将该系统进一步改进和本地化。在MDT讨论中将该系统作为辅助医生决策的独立第二意见,最终的临床诊疗方案仍由MDT医生团队给出,既帮助医生团队进行辅助决策,获得循证医学证据,也使该系统的使用在医生团队的监管之下,防范医疗风险(图4-8)。

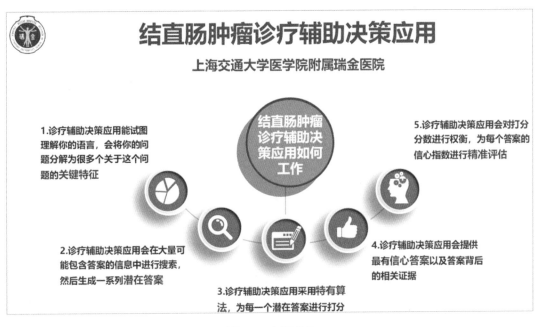

图 4-8　案例亮点

在技术上,该系统采用全球领先的认知计算系统辅助肿瘤医生进行临床决策,同时根据医生的反馈,该系统还能及时校正结果,不断自我学习,能够给出最准确、最具时效性的诊疗方案。最终通过结合瑞金胃肠道肿瘤 MDT 团队的经验,总结归纳出瑞金标准,成为瑞金医院独具特色的信息化模块。

3. 应用成效

医院胃肠外科自 2017 年 3 月开始,在胃肠道肿瘤 MDT 中引入系统辅助诊疗决策。

(1) 第一阶段开展了人工智能辅助决策系统在结直肠癌中临床决策一致性的回顾性、多中心、双盲、自身对照研究,共有 6 家医院,615 例结直肠癌患者参加。患者入选标准:经影像学及组织病理学确诊的原发性结直肠腺癌患者;有明确的临床及病理分期;可提供肿瘤相关的病史、治疗史、实验室检验及影像学、病理学、分子生物学检查等资料;复发转移患者,需至少包括首次复发转移部分及时间;患者年龄范围为≥18 岁且≤89 岁。

结论:结肠癌决策一致率 85.9%,直肠癌决策一致率 87.3%。

(2) 第二阶段开展了人工智能辅助决策系统与瑞金医院胃肠 MDT 团队决策一致性前瞻性、单中心、双盲、自身对照研究,249 例结直肠癌患者参加。患者入选标准:经影像学及组织病理学确诊的原发性结直肠腺癌患者;需要进行 MDT 讨论进行治疗决策的患者;有明确的临床及病理分期;可提供肿瘤相关的病史、治疗史、实验室检验及影像学、病理学、分子生物学检查等资料;复发转移患者,需至少包括首次复发转移部分及时间;患者年龄范围为≥18 岁且≤89 岁。

结论:结肠癌决策一致率 91.4%,直肠癌决策一致率 90.5%。

　　系统的实施应用得到了外科、肿瘤科、放射科等临床医生的一致好评,在实践中发挥了重要的参考作用。疑难病例系统给予了充分的循证医学依据供临床医生参考,系统推荐的诊疗方案可以作为病例的独立第二参考意见(图4-9)。

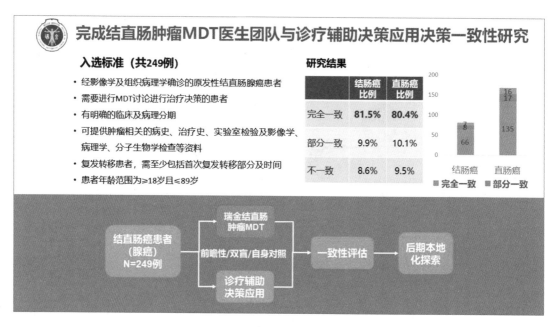

图4-9　应用成效

4. 专家点评

　　上海交通大学医学院附属瑞金医院副院长胡伟国:"该系统可以通过了解患者状况,制订诊疗方案,为医生推荐全面清晰的个性化治疗方案。在肿瘤等重大疾病的多学科诊疗中,可以帮助优化多学科会诊效果,部分缓解优质医疗专家资源紧张困境。同时系统也是一个很好的 Second Opinion 来源,为患者推荐一个独立的诊疗方案第二选择项。"

(四) 申康医联工程 AI 应用

　　应用单位:上海申康医院发展中心
　　涉及科室:内科、外科、妇产科、儿科、男科、耳鼻咽喉科、皮肤科、传染科、精神心理科、中医科、营养科、麻醉科、医学影像科等
　　疾病种类:疾病种类涉及内科、外科、妇产科、儿科、男科、耳鼻咽喉科、皮肤科、传染科、精神心理科、中医科、营养科、麻醉科、医学影像科等

案例简介:"申康医联工程 AI 应用"目前已经在上海申康医院发展中心落地应用,发布在申康便民 App 及微信公众号"上海市互联网总医院"中。同时,系统也已接入上海市政府"一网通办"平台,成为"随申办市民云"App 医疗卫生版块的重要组成部分。本产品属于定制化项目,应用科室涉及内科、外科、妇产科、儿科、男科、耳鼻咽喉科、皮肤科、传染科、精神心理科、中医科、营养科、麻醉科、医学影像科等科室。该系统汇聚了优质专业丰富的知识库资源,系统的疾病知识库已收录 6 703 种疾病,还在扩充中;药品知识库基于国家药品目录和药品说明书而建立,已收录 6 686 种药物,还在扩充中。该系统涉及自然语言处理(包括语言识别)、机器学习(包括深度学习)、知识推理等相关人工智能技术。该系统汇聚了全市 38 家市级医院的优质医疗资源,入驻的主任和副主任级别的优秀专家已超过 11 200 名,医疗知识库资源丰富。该系统利用人工智能技术服务于用户查症、找药、寻医等医疗全过程,提供专业的医疗信息搜索引擎,支持自然语言检索,让真实权威的医疗信息触手可及。该系统自 2019 年 1 月 29 日上线,截至 2019 年 9 月中旬搜索量已突破 14 万 3 千人次,使用人数将近 7 万 4 千人。

1. 案例背景

随着社会老龄化速度加快,尤其是一线城市上海,虽然优质的医疗资源汇聚,但需求量仍然居高不下,医疗资源紧张,"看病难"问题仍突出。在医疗资源无法爆发式扩张的情况下,亟须通过"人工智能"等信息化手段,提升医疗效率,改善就医体验。

以往居民产生医疗方面的问题时,就直接选择去医院挂号就诊,付出成本较高,也加重了医疗资源的紧张局势;居民也会选择向旁人咨询或网络搜索,但存在一定的医疗信息误区风险。网络问病调查数据显示,83.2% 的网民曾有上网寻医经历。相关调查显示,居民在身有小恙时,首选还是通过网络搜索来了解自己得了什么病,获取相关的医疗及用药信息。但目前互联网平台的信息较为繁杂,患者想要搜索的信息被分散和埋没在各式各样的平台和信息流中,而且医疗行业存在严重的信息不对称问题,患者难以准确定位、收集、整理自己需要的信息。

随着互联网问诊行业的迅速发展,智能导诊分诊系统在一定程度上向患者提供了就诊前的决策支持。但目前的智能导诊多为通过患者输入当前的症状,利用患者所述症状和疾病给出疑似疾病判断,进而根据医生介绍中的擅长疾病推荐合适的科室与医生,对患者的健康状况、历史就医习惯考虑较少。但是对疾病状况的准确判断是需要结合患者的现病史及既往病史的综合判断,仅考虑现病史会造成诊断和对疾病风险评估的不准确,有可能会贻误患者病情;而且对医生擅长疾病的判断也仅靠医生介绍的信息,对其实际业务能力考虑较少。

2. 案例亮点

为了克服现有技术中存在的部分不足,提供一种智能导医方法,该系统根据用户的登录信息和授权信息,获取用户在区域卫生平台的健康档案数据,进而得到用户的患者健康画像;结合用户的患者健康画像,通过智能问答的人机对话形式,获取用户的当前症状描述,进而得出疑似诊断;根据用户的疑似诊断结果和申康联网医院的各个医生画像,向用户推荐合适的医疗资源。该系统可以结合用户的患者健康画像,获取更全面的用户当前症状描述,从而得到更准确的疑似诊断,在用户就诊前提供更有效的医生推荐,并且做到了"常见病就近推基层、疑难病精准推荐合适医院医生"(图 4-10 和图 4-11)。

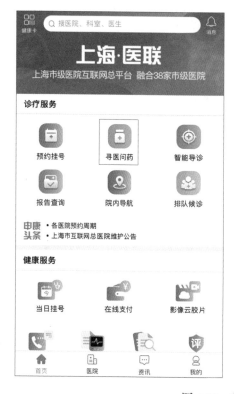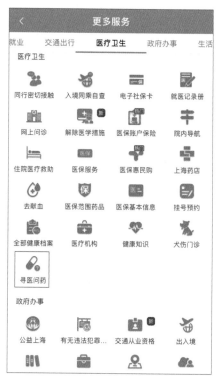

图 4-10　案例亮点

　　该系统提供从"寻医"到"挂号"全流程的智能服务,全面融合 38 家市级医院优质医疗服务资源,线上整合并官方发布权威的医院、医生、疾病、药品等信息,通过用户一键检索行为,系统精准匹配医疗资源。一是结合患者行为分析,系统支持对疾病、医院、科室、医生、药品等关键词进行一键搜索,根据信息相关度及地理位置自动生成医院科室等信息并进行综合排序。二是系统实时同步对接医联预约挂号平台,用户在系统精准获取需就诊的医院科室后,即可直接线上预约挂号,实现从导诊到挂号的便捷服务,大大提升用户就医体验,有效解决患者难以从互联网平台繁杂的信息流中定位专业信息的现状。三是基于医联处方大数据支撑,"问药"同时精准查询药品所在医院。系统与药品查询模块通过接口实现信息对接,基于申康医联 38 家市级医院近期的处方数据,让用户在问药的同时即可了解能够提供近期用药的医院,提供简单快捷方便的服务,节约就医资源(图 4-12)。

　　该系统知识库的构建需要大量的结构化文本数据,其中包括医生诊断、处方、病症描述等信息,非结构化数据需要转化为结构化数据提取其中的实体和关系信息。

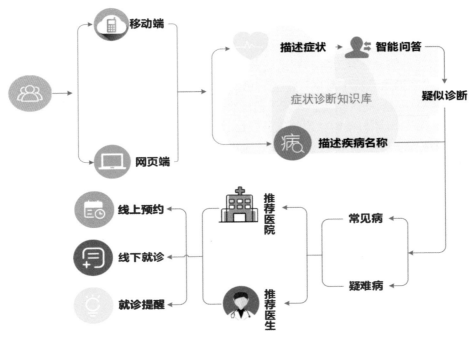

图 4-11   案例亮点

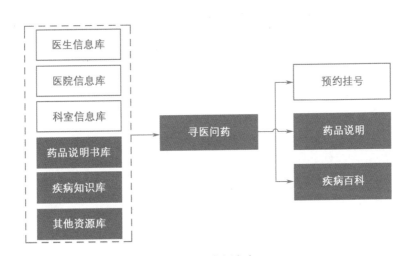

图 4-12   案例亮点

针对系统的各功能,团队进行了详细的性能测试,记录各功能在指定并发量下系统的平均响应时间,并观测服务器运行是否正常且系统响应是否发生退化。经测试,事务"查询"平均响应时间为 2.063 秒,达到预期目标(平均响应时间小于 5 秒)。系统平均响应时间达到预期值,反应速度较高且服务器稳定。

3. 应用成效

该系统自应用以来效果显著。系统融合了申康医院发展中心的38家市级医院优质医疗服务资源,线上整合并官方发布权威的医院、医生、疾病、药品等信息,有效解决了患者从互联网平台繁杂的信息流中难以定位到自己所需信息的现状,在一定程度上解决了医疗行业的信息不对称问题,同时给予患者就诊前的决策支持,解决患者"知症不知病""知病不知医"的问题。导诊服务与预约就诊的无缝衔接,帮助患者匹配合适的医疗资源,提高后续医疗服务的精准程度和效率。公众号功能上线当日搜索量即突破1万3千人次,受到了广大市民的欢迎和认可。

4. 专家点评

上海申康医院发展中心医联中心主任何萍:"该系统基于自然语言分词及语义理解提供全文检索服务,与大部分同类产品的关键词搜索功能相比,用户体验更佳;该系统内置的疾病及药品知识库,均通过专家审核认证,公信力较高;基于申康医联38家市级医院近期的处方数据,'问药'同时提供精准查询药品所在医院,让用户在问药的同时即可了解近期用药的医院,提供简单快捷方便的服务,节约就医资源。"

(五) 乌鲁木齐市首个智能导诊机器人在新疆人民医院上线

申报单位:新疆维吾尔自治区人民医院
涉及科室:门诊部
疾病种类:无
案例简介:"晓医"机器人利用先进的语音识别、自然语言理解、语音合成、人脸检测、医学AI能力等最新技术,以"患者需求引导功能"模式,集成导诊分诊、院内导航、健康宣教等功能于一体,实现了自主式人机自由交互,能够便捷、准确地响应患者的问题,给予患者及时的帮助,极大地减轻了门诊导诊导医护士的工作量。目前在新疆维吾尔自治区人民医院,智能机器人已支持院内7栋大楼的267科室相关的位置导航、上班时间查询,支持1 213种疾病或症状的就诊科室查询,支持373个检查检验查询,以及217个院内服务问题查询。机器人日服务人次可达千次,目前我院每天的导诊咨询量近2 000人次,得到了院方、患者的一致好评。

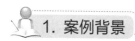

1. 案例背景

近年来,随着生活水平的提高,患者对优质医疗资源的需求日益增长,医院就医人流量增加,问询需求量随之放大,平均一家医院需要 30 多名导诊护士来完成导诊导医等问询工作。院方不仅需要招雇大量具备专业知识的人员来负责导诊导医等问询工作,还要投入大量的精力财力进行人员培训,同时也会增加人力考核与管理成本。

对于导诊护士来说,导诊导医的工作单一、烦琐、重复性强,"××科室在几楼"需要重复回答数百次,容易让导诊护士产生厌烦情绪,情绪上的波动极易引起患者投诉,导致导诊护士工作幸福感不高。

近年来,医疗行业坚持"以患者为中心"的原则,关注患者的真实需求。患者到院就医,对自己不舒服看哪个科室、找哪个专家能够治疗病痛的答案有着强烈需求。因此对于患者来说希望及时准确地获取分诊结果、科室与专家信息,简单思考即可就医,有效节约时间,提高就诊效率,尽早地恢复健康。

随着人工智能技术的快速发展,语音识别与自然语言理解技术的成熟应用,机器人逐渐出现在患者的生活视角中,将机器人应用到医院就医场景中,为患者提供导诊、信息查询等服务,符合智慧医院建设的需求,同时能够舒缓患者就医情绪,增加患者服务渠道,改善患者就医体验,形成对导诊台的有力支持,缓解导诊导医人员的工作压力。

🔔 2. 案例亮点

(1) 语音识别技术:语音作为最自然便捷的交流方式,一直是人机通信和交互最重要的研究领域之一。语音识别技术是实现人机交互尤为关键的技术,其所要解决的问题是如何让计算机能够"听懂"人类的语音,将语音信息转化为文本信息。自动语音识别技术经过几十年的发展已经取得了显著的成效。

智能机器人采用语音识别技术,使患者能够通过语音的方式和智能机器人进行交互,同时机器人以语音来反馈患者的问题答案。语音技术的应用使得智能机器人的用户体验得到了很大的提升。

(2) 人脸检测技术:人脸检测技术是人工智能技术应用的场景之一,通过对大量人脸照片的标注学习,使机器人能辨识出一张照片中是否有人脸。集成人脸检测技术,当患者站在智能机器人前时,智能机器人检测到人脸从而知道自己需要提供服务,然后主动进行问候,来开启和患者的互动交流。

(3) 自然语言理解:自然语音理解技术就好像是机器人的大脑,语音识别技术是机器人的耳朵,机器人听到患者的声音,转化文本并通过自然语言理解技术的处理,使机器人能够理解患者就诊需求,并对信息进行深度理解,根据预先构建的知识图谱,通过知识库的检索与计算,实时给予患者相应的反馈信息。

(4) 精准声音采集声源定位:智能机器人采用"6+0"麦克风阵列,可在正前方 5m 内采集声音,360°无死角采集声音。同时采用了声源定位技术,机器人能够根据声源的位置主动进行旋转,主动判断声源方位(图 4-13)。

📦 3. 应用成效

"晓医"机器人已实现对医院 7 栋楼宇 260 个地址语音导航、373 条功能信息语音导航、

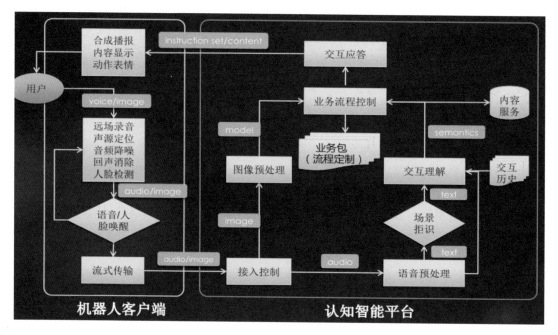

图 4-13   案例亮点

217 条常见医疗问题询问、355 名专家介绍、251 个部门和科室介绍、1 213 条分诊信息询问。今后有望实现就诊卡注册、发卡,当天挂号、预约挂号、第三方平台自助缴费以及细化科室查询、专家查询、报告查询、满意度调查等功能。

目前,医院每天的导诊咨询量近 2 000 人次,工作量非常大。医院借助"晓医"机器人的人工智能技术,实现了机器人领域与医疗领域的深度融合。"晓医"机器人宛如一个移动的"导医服务站",它的出现,令患者原来紧张、焦虑的就医感受变得轻松愉悦(图 4-14)。

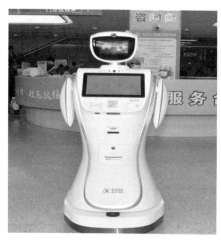
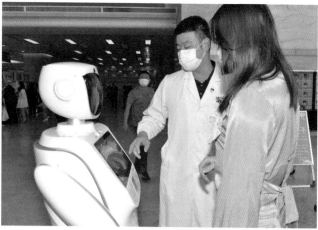

图 4-14   应用成效

4. 专家点评

新疆维吾尔自治区人民医院门诊部主任杨雯表示:"'晓医'机器人使用人工智能技术,结合我院丰富的医学知识库,实现了机器人领域与医疗领域的深度融合。对于护士来说,有了能够 24 小时帮助他们工作的好伙伴,大大减轻了导诊人员的重复性咨询工作;对于患者来说,机器人能以亲切的态度一直为患者服务,既舒缓了患者的紧张情绪,也实现了对患者的合理分流,改善了病患的就医体验,符合患者就医的实际需求,大大提高了医疗服务质量。"

(六) 智能病史采集系统在门急诊临床场景的应用

申报单位:厦门大学附属中山医院
涉及科室:儿科及消化、呼吸、内分泌等专科
疾病种类:儿科、消化、呼吸、内分泌等专科的常见病与多发病等
案例简介:智能病史采集系统,属于产品应用项目,于 2018 年 10 月在厦门大学附属中山医院(以下简称"厦门中山医院")开始落地应用。面向门诊诊疗场景提供智能问诊、病史采集、病历自动生成、病程可视化等服务,覆盖儿科疾病和成人消化、呼吸、内分泌等专科的常见病与多发病。产品主要应用了人工智能领域的自然语言处理、机器学习、知识图谱等核心技术。系统深度嵌入医院的门诊电子病历系统,在患者就诊时,系统已自动传输提前采集并生成的智能病史至医生电子病历系统,医生可直接查看和修改。通过门急诊智能病史采集系统的应用,大大减少了患者的就诊等待时间和医生在电子病历书写上的工作量,从而使医生有更多的时间来思考针对患者疾病的诊疗建议,提升了医疗服务质量。

1. 案例背景

在患者就诊的过程中,现存一大问题是医生的接诊时间短。一方面是因为就诊患者多,另一方面是在有限的接诊时间内,医生还要花费一部分时间来书写病历。接诊时间短会造成医患沟通不充分、病情了解不全面,进一步会造成患者看病难、就医体验不好、时间利用率低等问题。

随着互联网医疗的发展,电子病历正日益扮演着重要的角色。如何快速准确地记录电子病历,是提高现代医疗效率的关键。在诊疗之外,医生可以采用多种医疗服务手段,如远程医疗和移动医疗。目前,随着智能手机的普及,通过便捷的智能医疗服务,医生可以较好地掌握患者的病情并提早进行干预。医生可以在患者就诊前定制问诊服务,允许患者将自己的健康状况和相关的病情数据添加到病历中,这样医生能更准确地做出判断,这就需要诊前问诊和电子病历相结合。

考虑到信息化对于效率提升和科研数据积累方面的意义,厦门中山医院从几年前就开始大力推进医院信息化的建设,当前已通过电子病历、互联互通等医院信息化评审。在门诊层面,电子病历的覆盖率基本达到100%,这也对临床医生提出了较大的考验,需要每天在处理海量患者、高质量完成疾病诊疗的同时,还要详细进行病历撰写、医嘱开具等文书工作,其中有许多可以提升效率,让医生精力更多迁移到临床场景的切入点。

病史采集的出现,就是从患者和医生双方的角度去优化就医流程。病史采集的核心是诊前问诊,目的就是在正式就诊前采集患者的患病信息。这样做一方面能够有效利用患者的诊前时间,另一方面能够降低医生了解患者病情的成本,减少医生在电子病历书写上的工作量,从而使医生有更多的时间来思考针对患者疾病的诊疗建议,让医生更加专注于诊断和治疗,提升了医疗服务质量和患者就医体验。

2. 案例亮点

系统核心 AI 技术包括自然语言理解、诊断追问模型、医学知识图谱、自然语言生成。

首先通过自然语言理解能力,拆解临床电子病历,识别成实体语义、实体属性及从属关系,构建 schema construction(医学模板)和 query-answer extraction model(QA 问答模型)。基于解析后的电子病历汇总信息,结合临床医生的经验和疾病鉴别诊断体系中标准的诊断思路,利用 random forest(随机森林)算法进行每个非叶子节点上的特征判断,其中包含多个决策树的分类器,实现引导式追问的效果(图 4-15)。

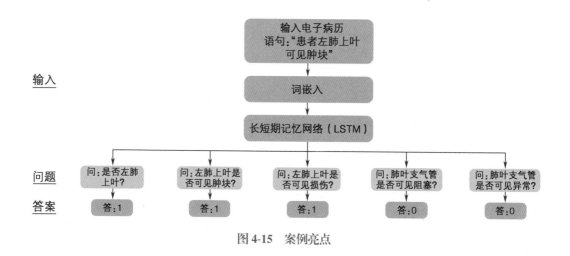

图 4-15   案例亮点

系统结合经典临床教科书、临床实践指南等当前最佳的循证医学证据,构建专科-疾病-症状的知识图谱,建立不同医学主体术语之间的相互联系,从而完成疾病信息的全局化认知,实现针对某一症状计算机自动化的病情信息采集。

依据目标科室的门诊电子病历数据,用作算法训练和分析;临床医生通过医院的数据集和算法分析结果对各科室输出符合科室问诊特点的医学逻辑定义。

当采集到足够的病情信息后,可以不加以组合地直接呈现给医生。系统参考临床医生的病历书写经验,并按照国家卫生健康委规定的《病历书写与管理规范》将结构化的不同语素连接成句子,组成临床医生认可的门诊电子病历。实际应用起来会让临床医生以为系统后台有一位实时在线的临床医生或临床背景的医学生,因为按这种方法写出来的病历和自己撰写的基本没有差异。

总结下来,在 AI 技术亮点层面有 2 大特点:

(1) 模拟医生问诊思维:通过一问一答的方式将问诊内容在手机端以微信小程序的形式呈现,直接面向患者提供有 AI 内核驱动的智慧服务。自动生成的电子病历符合不同专科临床医生的书写习惯,可以直接用于门诊中。

(2) 具有较强的算法可解释性:通过知识图谱、专家系统等方式学习提炼,模拟临床医生的问诊和病历撰写能力,让临床医生判断起来没有明显问诊思路的纰漏,并且对比真实场景下生成的电子病历,也具有较高的可用性,不逊于传统的门诊电子病历。

3. 应用成效

系统嵌入临床诊疗链路,针对在线挂号和院内自助机挂号等患者端使用场景,以及医生门诊工作站的医生端使用场景,都做了深度的系统融合、嵌入。在不影响诊疗主流程的基础上,提升诊疗服务效率,将 AI 智慧化应用通过前置机、H5 页面、后台 api 等工程技术手段,实现了原就诊流程的智慧化升级(图 4-16)。

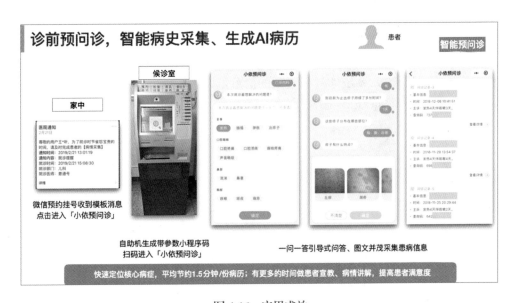

图 4-16　应用成效

患者端:①模板消息推送——患者通过微信预约挂号后,即收到填写预问诊内容的消息,点击消息后,后台自动完成身份信息的匹配和核对,引导患者开始预问诊;②在完成挂号,来到诊区候诊时,在院内自助机上插入实体就诊卡,识别患者身份后点击屏幕"预问诊"按钮,即生成带有用户身份信息的专属小程序码,通过微信扫描后,就可以进入预问诊流程,同时完成身份信息的匹配认证。

医生端:在医生接诊填写完预问诊内容的患者时,打开电子病历后,后台匹配患者的身份信息,会自动跳转至预问诊医生端页面,让医生查看提炼好的病历信息;实现高效、高质量的病历撰写。

医生在查看系统采集的病史时,可在界面右侧选择或自助输入对系统生成病历的意见,以及对产品设计、操作或使用的建议和想法,后台收集到信息后会进一步对产品进行迭代与优化;除此之外,还通过面对面访谈和桌面调查等形式,采集使用过智能病史采集软件的临床医生的主观评价。

从落地应用截至 2019 年 9 月,患者端微信小程序"小依预问诊"产品累计页面浏览量超过 6 000 次,累计使用的患者人数接近 3 000 人,累计为临床医生生成门诊病历 1 100 多次;相当于为每位临床专家都配备了一位问诊助手,累计为临床医生节约了 3 400 多分钟的撰写病历时间。

4. 专家点评

厦门中山医院信息科主任:"自动生成的电子病历符合不同专科临床医生的书写习惯,可以直接用于门诊临床实践中。总结下来,有几大应用价值:①提高就诊效率,帮助医生筛选定位核心病症;②减少重复的文书工作,增加医生在疾病诊疗方面的工作获得感;③缓解患者候诊等待时的焦虑,提高就医满意度;④构建个人健康档案,为疾病的个性化、电子化管理奠定基础;在门诊电子病历的规范化和标准化层面,提升病案质量。"

儿科医生:"系统能模拟我们临床医生的问诊和写病历能力,对比面对面的问诊过程,似乎手机的另一端是一位实时回复的医生,可以感受到路径相对清晰的问诊思路;对比我们自己撰写的病历或引用模板,系统通过采集到的信息可以生成个性化的符合临床术语习惯的病历,节省了我们很多时间,尤其适用于流行病高发期间和夜间门诊。"

五、疾病诊疗智能化案例

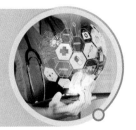

"疾病诊疗智能化"主要通过赋能医生,提供快速、高效、精准的医学诊断结果和个性化治疗方案,提升其诊疗效率和水平。案例收集了与临床诊疗相关的知识库、数据库、控制系统、智能诊断系统等;与疾病治疗康复相关的临床医疗机器人、护理机器人、手术机器人、康复机器人等智能化、专业化服务系统等。本册收录此类案例 25 个,涉及科室主要包含内科、外科、妇科、儿科、眼科、呼吸科、神经科、老年科、内分泌科、消化内科、肝病科、皮肤科、放射影像科、超声科等。覆盖疾病主要为内科、外科、妇科、儿科、眼科、呼吸科、消化科、心内科等的常见疾病及肿瘤等。

(一)《care.ai 肺癌影像智能诊断》临床应用的价值探索

应用单位:华中科技大学同济医学院附属协和医院

涉及科室:放射科

疾病种类:肺结节 / 肺癌筛查

案例简介:肺癌影像智能诊断系统是一个包含有影像表现、影像诊断和 MDT 诊疗等多个功能于一体的软件产品,可以精准判定结节密度,智能区别实性、部分实性和磨玻璃结节,对结节病灶进行快速、准确的解剖学定位,精确到肺叶肺段,并自动生成结构化报告。本项目为产品应用项目。该系统已在华中科技大学同济医学院附属协和医院放射科使用两年多。它能检测肺结节,并描述其大小、体积、密度、CT 值等形态特征,还能基于新一代算法及多项优化技术,智能分析胸部 CT 其他影像表现,如分叶、毛刺、胸膜凹陷、空洞、空泡、钙化,涵盖了六种常见的良恶性征象,基于这些信息,该软件可提示出良性、恶性肺部病变的概率评估供医师参考。除了根据病灶位置、大小、密度、良恶性等征象,自动匹配具有病理结果的相似病理,作为当前病例的诊断参考外,并能针对同一患者的多次胸部 CT 检查及肺结节病灶进行对比,提供结构化的定量评估、进行 MPR 追踪和随访分析,其分析维度包括肺结节大小、体积、密度、CT 值和表征的变化,其中体积变化可直接换算为倍增时间,辅助医生判定良恶性,提出随访方案建议。此外,系统也可进行数据管理与分析。目前,该产品的敏感性≥95%,报告采纳率≥92%。

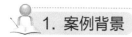
1. 案例背景

影像作为临床医生诊断的重要依据,在医疗行业数据中占80%~90%。有统计显示,我国医学影像数据增长率为30%,而放射科医师增长率仅4.1%。肺结节是肺癌筛查的"信号灯",过去基本依靠放射科医生的"火眼金睛"来识别。协和放射科一个医生每天平均阅读大约15 000幅CT图像,如果还需对比患者既往影像资料,阅读量更大。在高强度的工作下,人眼识别难免有疲惫和疏漏,影响医疗安全。

2. 案例亮点

肺癌影像智能诊断系统采用含诊断、随访和病理数据在内的超过100万份训练数据,同时具备深厚的医学团队临床累积。该系统的技术特点可概括为一个核心、三大专项优化。一个核心在于该系统的疑似结节检出框架是基于2.5D Faster R-CNN的深度学习检测。第一项优化是系统使用了3D分类算法和升级版ResNet网络技术实现假阳性结节去误报的优化,整体误报率降低了75%。第二项优化是系统使用CycleGAN算法,实现非实性结节检出的优化,非实性结节检出率提升50%;使用Pix2pix-GAN算法,实现复杂解剖结构结节检出的优化。第三项优化在于磨玻璃结节的检出。

迄今,本系统用于肺结节筛查的使用率达到100%,所有胸部CT影像已基本实现"AI+医生"的阅片模式,已成为医生的得力助手。

医院放射科平均每天有500~600人次、约12万幅CT图像使用该系统初筛。迄今,放射科使用本系统用于肺结节筛查的使用率达到100%。仅以每个病例节省两分钟来计算,每天经过AI系统的辅助,可为科室整体工作时间节省20个小时。截至2019年7月底,医院通过AI系统筛查肺结节的影像病例超过19.8万人次(图5-1)。

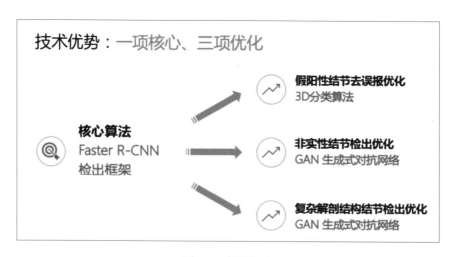

图 5-1　案例亮点

3. 应用成效

应用示例:2018 年 9 月—2019 年 7 月,患者 6 次行胸部 CT 复查对比:左肺下叶后基底段不规则实性团块,见分叶征及毛刺征,肿块由 2018 年 9 月的 28mm×15mm 逐渐增大至 2019 年 7 月的 33mm×20mm(体积由 2 617mm³ 增大至 6 354mm³)。AI 能迅速完成对比,计算体积,并提示倍增时间。此外,该患者双肺还有 5~6 个 2~4mm 的小结节,每次 CT 复查,AI 会同时进行对比,告知缩小、没变化或增大。

肺癌影像智能诊断系统基于计算机视觉和机器学习等人工智能技术,实现了 AI 辅助阅片的功能,一个病例的 300 多幅影像图片可以进行秒级读取和分析。一个成人的胸部 CT 检查通常有数百幅 CT 断面图像,仅需 3~5 秒钟完成阅读,能快速协助医生阅片与诊断,极大地提高了医生的工作效率。此外,该系统还可智能分析胸部CT其他影像特征,如,独有的“结节表征”涵盖了六种常见的恶性征象:分叶、毛刺、胸膜凹陷、空洞、空泡、钙化。基于这些信息,该软件可提示出良性、恶性肺部病变的诊断供医师参考。

运用人工智能辅助诊断,可以大大减轻医生的工作负荷,让医生从简单的、机械重复的劳动中解脱出来,有效提高劳动效率,并可专注于人性关怀和对未知领域的不懈探索。人工智能可辅助医生诊断,减少因视觉疲劳导致的漏诊、误诊,提升诊断准确度。从长远的角度考虑,有了人工智能技术的助力,AI 系统可从大数据和深度学习中,获得顶级医院专家医生经验,最终惠及众多基层医院,让更多患者享受顶级诊疗服务,助力顶级医疗资源下沉。

4. 专家点评

亚洲胸部放射学会候任主委、海军军医大学长征医院影像医学与核医学科主任刘士远谈道:“成熟稳定的人工智能模型,可以在病灶的检测、量化和诊断中发挥很好的作用,替代医生重复性的工作,有望解决目前医学影像科的工作痛点,如果将好的 AI 模型用于基层医院,可以大幅提升基层影像医生的诊断水平,缩小医疗质量的异质化程度,实现政府分级诊疗的目标,部分解决基层百姓看病难的问题。”

(二) Demetics 超声智能辅助诊断系统(甲状腺)

应用单位:浙江大学医学院附属第一医院

涉及科室:超声医学科

疾病种类:甲状腺结节

案例简介:目前,超声医生在全国缺口 15 万人。临床医学经验的不可复制性,导致分享和传承都存在较大难度。这么大的缺口量依照现在的医生成长轨迹不能在短期内解决。此外,由于超声图像是非标图像,受到医生的扫描手法不同、患者存在个体化差异、医生的观察者差异等因素的影响,极易造成误诊或漏诊。目前三甲医院超声医生对甲状腺结节的良恶性诊断准确率平均也只有 60%~70% 左右。Demetics 超声智能辅助诊断系统(甲状腺),良恶性的诊断准确率 85%,结节探测的准确率在 97% 以上,达到三甲医院主治医生水平,处于国际领先地位。跟开源框架的准确率对比,提高 30%~40%。

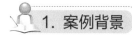

1. 案例背景

(1) 甲状腺癌的发病率高:2012 年发布的《甲状腺结节和分化型甲状腺癌诊治指南》指出,甲状腺结节和甲状腺癌是内分泌系统的多发病和常见病。超声检查获得的甲状腺结节的患病率为 20% 以上。甲状腺结节中的甲状腺癌的患病率为 5%~15%。2018 年浙江省癌症中心发布的浙江省肿瘤登记地区癌症发病与死亡情况分析显示,甲状腺癌是发病前十位的恶性肿瘤之一,女性发病第一位为甲状腺癌。因此甲状腺癌的早发现、早诊断、早治疗刻不容缓。

(2) 超声检查是发现甲状结节(癌)的最佳方式:触诊发现甲状腺结节患病率为 3% 以上,但是有很多结节触诊不能发现,需要超声检查。超声检查发现甲状腺结节的患病率为 20% 以上。超声检查是发现甲状腺结节的最佳方式。

(3) 超声医生缺口巨大、短期提升诊断水平困难:目前,超声科医生在全国缺口巨大,达 15 万人。临床医学经验的不可复制性,导致分享和传承都存在较大难度。这么大的缺口量依照现在的医生成长轨迹不能短期解决。

除此以外,由于发现甲状腺结节后,患者选择去三甲医院治疗,因此社区卫生院的超声科医生没有患者最终手术病理结果"金标准"的反馈,诊断水平难以提高。

(4) 目前医生诊断准确率低:由于超声图像是非标图像,受到医生的扫描手法不同、患者存在个体化差异、医生的观察者差异等因素的影响,极易造成误诊或漏诊。目前三甲医院超声医生对甲状腺结节的诊断准确率平均也只有 60%~70% 左右。

(5) 高强度工作使得医生疲劳,容易造成误诊或漏诊:人工分析速度慢,高强度工作使得医生疲劳,容易造成误诊或漏诊,同时没有时间集中精力进行研究工作。

基于以上的现实需求,人工智能的超声影像辅助诊断就非常重要(图 5-2)。

2. 案例亮点

超声图像是非标图像,医生不同的扫查手法、不同设备的差异,使得人工智能诊断开发难度大。谷歌、微软这些国外高科技公司所掌握的开源框架无法满足对诊断准确性和速度的要求。Demetics 超声智能辅助诊断系统(甲状腺),良恶性的诊断准确率达 85%,结节探测的准确率在 97% 以上,达到三甲医院主治医生水平,处于国际领先地位。跟开源框架的准确率对比,提高 30%~40%(图 5-3)。

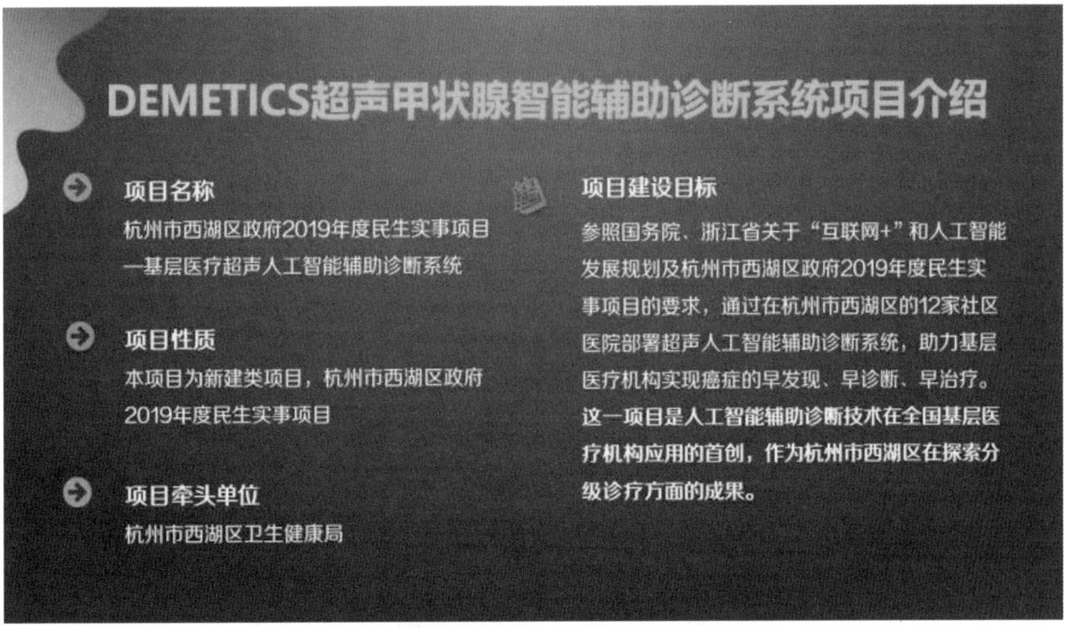

DEMETICS超声甲状腺智能辅助诊断系统项目介绍
项目名称
杭州市西湖区政府2019年度民生实事项目
—基层医疗超声人工智能辅助诊断系统
项目性质
本项目为新建类项目，杭州市西湖区政府
2019年度民生实事项目
项目牵头单位
杭州市西湖区卫生健康局
项目建设目标
参照国务院、浙江省关于“互联网+”和人工智能
发展规划及杭州市西湖区政府2019年度民生实
事项目的要求，通过在杭州市西湖区的12家社区
医院部署超声人工智能辅助诊断系统，助力基层
医疗机构实现癌症的早发现、早诊断、早治疗。
这一项目是人工智能辅助诊断技术在全国基层医
疗机构应用的首创，作为杭州市西湖区在探索分
级诊疗方面的成果。

图 5-2　案例背景

DEMETICS®
AI诊断原理
超声医生根据甲状腺结节的几个特征（边缘、回声、纵横比等）预判其良恶性。但是，医生对于特征的判断具有主观性，而且很多特征无法用语言描述，甚至某些精细结构病变肉眼较难观察到。
AI的优势在于通过对专家标注的大样本的学习，计算机可以自动提取良性和恶性病例的共同特征，逐像素地捕捉精细结构病变。随着训练样本量的增加，计算机提取的特征就越多，准确率就越高。
0.72
0.34
0.53

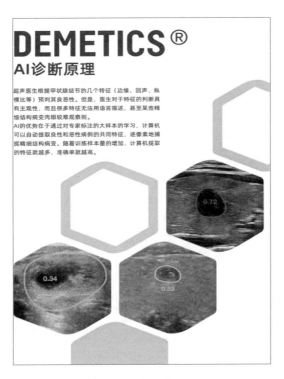

图 5-3　案例亮点

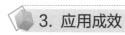
3. 应用成效

应用示例：西湖区 12 家社区医院部署了"DEMETICS 超声甲状腺结节智能辅助诊断系统"，同时还部署了"远程超声诊断系统"对接浙江大学医学院附属第一医院。平时 AI 系统辅助基层医生，在基层医生遇到疑难杂症时可以通过"远程超声会诊系统"连线上级医院的专家。

"DEMETICS 超声甲状腺结节智能辅助诊断系统"通过对大量病例的学习，能够传承众多专家医生的经验，辅助基层医生进行诊断，使得基层医生无需长时间培训即可上岗，解决医生培育周期长、缺口大的问题；系统搭载的计算机具有高性能的计算能力，处理速度远远快于人工速度，可以大大提高医生诊断的速度，让医生有更多时间进行科学研究，提升诊断水平；系统通过对大量病例的学习，准确率高（甲状腺结节探测率高达 95% 以上、良恶性诊断准确率可达 85% 以上）；系统进行客观的图像分析，没有疲劳等因素影响诊断结果。

4. 专家点评

浙江大学附属第一医院超声医学科蒋天安教授："Demetics 超声智能诊断系统经过巨量数据深度学习后对甲状腺结节的自动识别以及良恶性诊断达到了很高的水平。在实际应用中可以辅助超声医师发现并分析病灶，避免因工作经验及知识水平等主观因素的局限性带来的失误，从而提高诊断的准确率和效率。智能诊断系统带来的客观性还可以弥补我国欠发达地区及基层医疗资源不足的短板，提高医疗服务的公平性，助力分级诊疗的建设。"

（三）安徽省智医助理试点项目

申报单位：安徽省卫生和计划生育委员会信息中心

涉及科室：基本覆盖基层诊疗所有科室，包括内科、外科、妇产科、儿科等多个医疗科室

疾病种类：覆盖基层的常见疾病，包含内、外、妇、儿等疾病种类

案例简介：安徽省智医助理试点项目，目前已经在天长市、庐阳区、凤阳县、金寨县、阜南县落地并实现常态化使用。本产品属于产品应用项目，基本覆盖基层诊疗所有科室，包括全科、内科、外科、妇产、儿科等多个医疗科室，可覆盖 95% 的基层病种，支持 900 余种疾病诊断。产品在设计和应用过程中有多位计算机专家及医生参与，为产品设计、应用完善提供有力支撑。涉及自然语言处理（包括语言识别）、机器学习（包括深度学习）、知识图谱、知识推理等相关人工智能技术。申报案例实施后数据积累情

况:医学教科书50余本;中英文临床指南5 000篇;三甲医院脱敏电子病历1 500万例。智医助理在医生诊疗过程中,实时给予医生建议,保障诊疗准确率。当存在诊疗风险时,系统会将病历信息发送到上级医院进行质控审核,形成转诊闭环,为基层医疗提供准确的诊断建议和高效的专家兜底保障,助力分级诊疗落地。

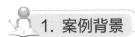

1. 案例背景

在医疗健康行业,人工智能的应用场景越发丰富,人工智能技术也逐渐成为影响医疗行业发展,提升医疗服务水平的重要因素。

当前医疗机构的医疗设备、人力等资料资源严重不足,医护人员待遇低下,很难留住优秀的医疗人才长期待在基层为群众服务,然而,人民群众对于健康的需求却与日俱增。基层智慧医疗服务项目为基层医疗机构赋能,为医生减负、增效,配合国家相关基层的医疗支持政策,有助于进一步促进基层医疗卫生机构发展。

长期以来,基层卫生服务能力比较薄弱,城乡之间、区域之间的服务条件和水平差距较大,卫生事业发展不够全面、协调。基层医生数量不足,从数量上看,截至目前,安徽省全科医生约有1.32万人,每万人口拥有全科医生2人,距离2030年每万城乡居民5名合格的全科医生目标还有一定的差距。基层群众看病难问题凸显,人民群众对于健康的需求与日俱增,导致基层老百姓有疑难杂症时都要奔波千里外出就医,进而导致大医院人满为患,挂号、取药、候诊排长队存在"难等"之难(图5-4)。

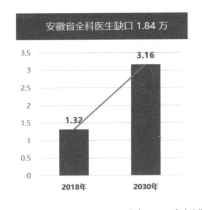

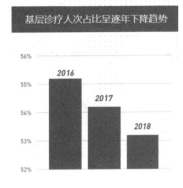

图5-4　案例背景

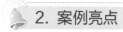

2. 案例亮点

产品在研发过程中主要术语及结果类数据来自三个方面:①医学教科书覆盖普通高等教育本科国家级规划教材;②门诊电子病历最少包含主诉、现病史、既往史、检查检验、年龄、性别、辅助检查等字段;③检查检验报告单覆盖三甲医院检查、检验报告单等。

产品主要技术特点如下:

(1) 基于自然语言处理技术的医学文本理解:将连续的自然语言文本分割为以词为基本单位的符号序列,通过词性标注技术完成对序列中每一个词的词性识别;在此基础上,使用句法分析技术完成句子结构的整体语法分析、篇章分析,实现对词、句、段、篇章层面语义理解。

(2) 基于多语义深度学习技术的智能诊断:采用深度学习与传统机器学习相结合的多语义融合技术,在医学知识理解基础上,结合患者病历、专家知识等信息来进行诊疗推理,通过"多尺度推理"算法、多方案融合技术进行综合决策,得到最有可能的诊断列表。

(3) 基于医学知识图谱的诊疗推荐:借助数据挖掘、关键信息抽取等技术,从海量医学资源中挖掘专业词库,构建医学图谱,包含疾病、症状、检查检验、药品等信息。根据诊断结果,系统结合医学图谱、专家知识、病历和患者等信息,推荐检查检验和用药方案,并通过可视化图谱展示出来,辅助医生诊疗。

(4) 基于神经网络的医学知识检索:通过人工神经网络模型预测技术将输入文本转为向量表示形式,并与知识库中的文本进行相似度计算,最终按相似度排序将查询结果进行展示。

技术方案如图 5-5 所示:

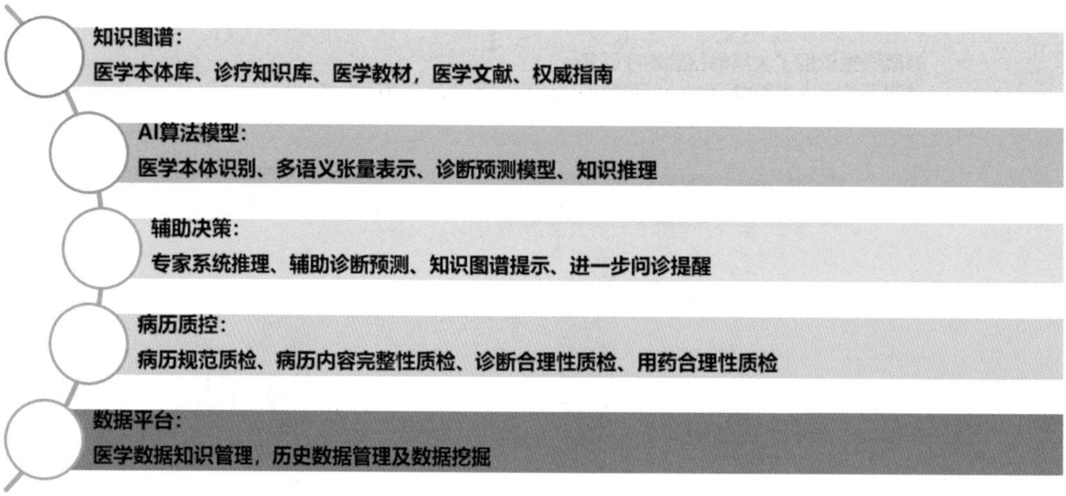

知识图谱:
医学本体库、诊疗知识库、医学教材,医学文献、权威指南

AI算法模型:
医学本体识别、多语义张量表示、诊断预测模型、知识推理

辅助决策:
专家系统推理、辅助诊断预测、知识图谱提示、进一步问诊提醒

病历质控:
病历规范质检、病历内容完整性质检、诊断合理性质检、用药合理性质检

数据平台:
医学数据知识管理,历史数据管理及数据挖掘

图 5-5   案例亮点

技术架构如图 5-6 所示：

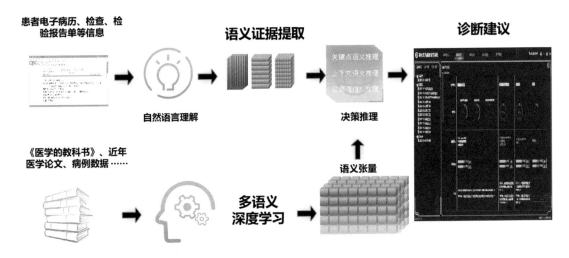

图 5-6　案例亮点

3. 应用成效

通过产品的常态化使用，形成了一批优秀的典型案例，得到了基层医生的一致好评（图 5-7）。

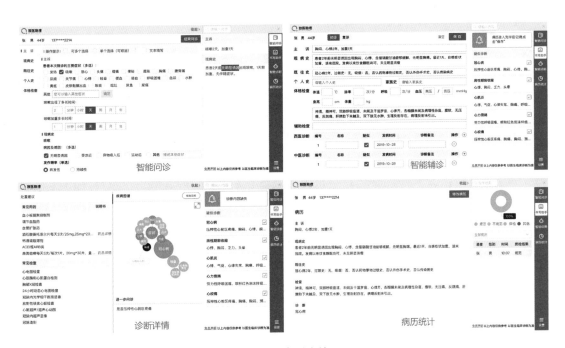

图 5-7　应用成效

（1）应用示例一，合肥市庐阳区双岗社区卫生服务中心：贺医生对患者病史进行基本的问诊、查体后，初步诊断患者可能是单纯的心律不齐。但 AI 辅诊球及时弹出提示：该患者存在冠心病可能。贺医生立即根据辅诊球给出的问诊建议继续追问，发现患者确实与冠心病症状高度相似。于是推荐患者前往上级医院进行冠心动脉造影，被确诊为冠心病，最终患者得到了合理有效的救治。

（2）应用示例二，天长市石梁镇中心卫生院：周福洋医生接诊一名 57 岁的女性患者，在经过一番仔细的问询、查体工作后，周医生初步判断是冠心病，此时 AI 辅诊结果除了冠心病之外，还给出了急性心肌梗死这一诊断，并且有很大的概率。这一结果引起了周医生的注意，马上给患者做了心电图，结合心电图结果，患者确有心肌梗死可能。周医生立即将患者向上转诊，患者及时入院并得到了有效的治疗。

通过该产品的建设应用，截至 2018 年 12 月底，完成 5 个试点地区全覆盖，包含 1 154 家基层医疗卫生机构，实现了系统常态化应用，截至 2019 年 10 月底，系统平均每天提供近 10 000 次辅诊建议，累计协助完成超过 256 万份有效电子病历，病历书写规范性从 5% 提升至 90%；提高了基层诊疗能力，基层医生诊断合理性从 70% 提升到 88%。不仅专注于病历规范性、诊断合理性的提升，同时对于基层危重症进行监控，为基层医疗进行兜底保障。

产品在设计和使用中非常重视数据和隐私保护。临床应用中，辅诊系统需要对病历内容、医嘱数据和检查检验结果进行分析，提取其中的医学本体信息、理解病历内容，然后基于模型来进行辅诊预测。整个处理过程不涉及患者的姓名、住址、联系方式、卫生院、医生等个人隐私信息。同时遵循数据安全及隐私要求，满足三级等级保护的要求。

目前，智医助理产品可与多个基层医疗信息化系统实现互联互通，例如：HIS、公卫系统、LIS、PACS 和全民健康信息平台等。

4. 专家点评

2019 年初，智医助理系统功能需求顺利经过专家论证："智医助理"基本覆盖基层常见病种，通过 AI 智能辅诊、共享电子健康档案和电子病历、慢性病智能管理、远程视频等功能，从智能诊断、医学知识检索、检查检验建议、医学知识图谱等方面，有效提升了基层医疗机构医务人员的诊疗服务能力，优化了慢性病管理与服务，提高了家庭医生签约服务质量和效率；

专家组一致认为"智医助理"项目可以通过提升基层诊疗服务能力，以更好地为基层群众提供全方位全周期高质量的医疗健康服务，值得推广。

（四）北京市延庆区"人工智能＋两癌筛查"项目

申报单位:北京市延庆区卫生健康委员会

涉及科室:妇科、放射科

针对种类:乳腺癌、宫颈癌

案例简介:北京市延庆区"人工智能＋两癌筛查"项目,目前已在北京市延庆区落地应用。本产品属于产品应用项目,应用科室涉及妇科和放射科,疾病种类包括乳腺癌和宫颈癌,涉及计算机视觉、机器学习等相关人工智能技术。通过该系统的建设,解决了两癌早筛妇科医师资源不足与能力提升问题;提升检查诊断与质控管理能力,减少主观经验的影响;提高癌症和疾病的检出率。

1. 案例背景

近年来,乳腺癌、宫颈癌的发病率已经成为危害女性健康的两大杀手,且呈年轻化的趋势,目前乳腺癌发病率已成为上升幅度最快的恶性肿瘤之一,宫颈癌的发病率仅次于乳腺癌,两大癌症严重威胁着我国女性的健康。但是,相对肺癌、胃癌等更凶险的癌症,"两癌"更易防治、治愈。早期"两癌"的五年相对生存率均可达 90% 以上,但发现越晚,生存希望就越低。因此精准、及时地筛查并采取治疗措施显得至关重要。乳腺钼靶和阴道镜检查是乳腺癌和宫颈癌的主要筛查手段。乳腺癌钼靶筛查当前业内主要依赖医生进行判读,由于个人经验差异往往容易导致诊断结论的不一致性。由于宫颈转化区的位置类型,宫颈癌前病变与癌定位识别困难,宫颈癌阴道镜筛查存在无法可靠的制定精准活检和治疗方案的问题。

延庆区自 2009 年开始"两癌筛查"工作,10 年间筛查的年龄段逐步扩大,筛查覆盖的区域也越来越广。每年筛查人数由最初的 9 000 人,扩大到 2019 年计划的 24 000 人。但是,负责"两癌筛查"的医生人数却没有增加,巨大的工作量容易出现疲劳从而造成漏诊。医生历经多年的筛查工作,虽然积累了大量筛查经验,但是筛查效率及质量不升反降。利用信息化手段来提升"两癌筛查"的效率及准确率成为筛查医生的迫切需求(图 5-8)。

2. 案例亮点

(1) 乳腺癌早期筛查子系统:针对乳腺钼靶筛查,延庆区"人工智能＋两癌筛查"乳腺癌早期筛查系统是利用 AI 进行乳腺肿瘤良恶性判别的人工智能系统,能自动检测乳腺病灶位置,并生成乳腺影像报告,辅助医生诊断。该系统利用深度学习技术分析患者的钼靶图片,帮助医生实现两大功能:找到疑似病灶(包含肿块灶和钙化灶)的位置;分析患者患有恶性肿瘤的风险。

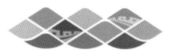

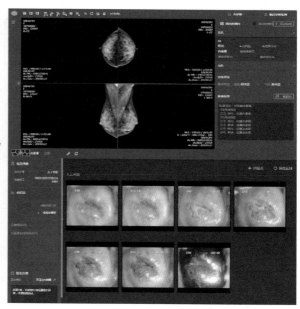

人工智能助力
北京市延庆区卫生健康委员会实
现乳腺癌+宫颈癌的两癌筛查

· 解决两癌早筛妇科医师资源不足
· 提升检查诊断与质控管理能力
· 减少主观经验的影响
· 提高癌症和疾病的检出率
· 提升区内妇女健康水平

图5-8　案例背景

（2）宫颈癌早期筛查子系统：该系统基于深度学习技术，对上万张内镜分型级数据进行学习分析，打造宫颈癌智能检测筛查工具，用于宫颈转化区类型识别。因为是实时分析阴道镜获取的视频图像，可以实时辅助妇科医生快速辨别宫颈病灶定点区域，从而制订对应的活检与治疗方案。

系统利用最先进的数据获取和组织手段，集成文本、图片、三维模型等格式数据，建设面向医疗行业应用的人工智能标准化基础资源数据库，通过数据标注管理平台，提高数据组织的效率和精度。针对面向医疗行业的标准化基础数据，利用深度卷积神经网络、深度循环神经网络、深度对抗神经网络等最先进的机器学习算法，提供自动标注、智能分类、资源入库评测、图像分类、图像分割、疾病检测等智能分析技术。

最终效果：延庆区"人工智能＋两癌筛查"系统对乳腺钼靶的钙化检测敏感度高达99%，肿块检测敏感度为90.2%，良恶性判别特异度为96%。对宫颈癌检测的特异度为91.23%，敏感度为87.18%，准确度为89.86%（图5-9）。

3. 应用成效

延庆区"人工智能＋两癌筛查"系统项目在延庆区"两癌筛查"的主要医疗机构延庆区妇幼保健院落地，以该院为中心医院辐射延庆区实现 AI"两癌筛查"。系统于 2019 年 2 月上线，通过私有化部署于妇幼保健院，通过加密、脱敏等安全技术实现患者隐私保护、数据保护。经过半年的运行已积累了：钼靶 5 094 例，阴道镜 1 047 例，其实用性、准确性、可靠性均得到了有效验证。根据应用情况，"人工智能＋两癌筛查"系统的主要效果可以归纳为以下几个方面：一是解决了人工阅片或查看影像主观性强、诊断标准不统一的问题，使得诊断

北京市延庆区"人工智能+两癌筛查"系统

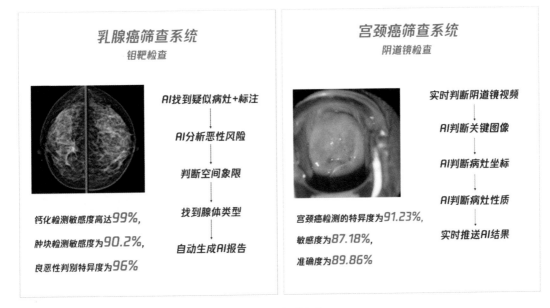

图 5-9　案例亮点

更加客观、可靠。二是大幅度提高人工诊断的速度,降低医生的工作量,提高了效率,同时还能防止医生疲劳工作带来的风险。三是人工智能判断比人工阅片/查看影像能更快、更精准的发现病灶,防止漏诊和误诊,给医生诊断加上了一层安全保障。四是通过辅助诊断让年轻医生快速的积累诊断经验,降低了学习成本,从而能有效解决"两癌筛查"人数多,医生资源不足的情况。五是有效降低人工筛查的人力成本和工作量,为进一步提升"两癌筛查"的普及率提供了保证。

　　应用示例——阴道镜案例:患者张某某,女,48 岁,因偶有接触性出血,细胞学 TCT 及病毒学 HPV 筛查均为阴性。行阴道镜检查,I 型转化区,人工智能于醋白试验开始时采图,60 秒、90 秒、120 秒后自动截图,提示活检率 86%,人眼识别初步阴道镜诊断低度病变 LSIL,医生根据阴道镜 + 人工智能提示行宫颈活检术,术后活检病理汇报,LSIL,HSIL 不除外。

　　在延庆区应用两癌筛查人工智能系统,可以解决妇科医师资源不足与能力提升问题;提升检查诊断与质控管理能力,减少主观经验的影响;提高癌症和疾病的检出率。

4. 专家点评

　　中国医学科学院肿瘤医院乔友林教授表示:"系统不但可以帮助医生诊断受检者有无宫颈癌变,还能利用算法,减少不必要的活检,使宫颈活检更具目的性。"

（五）多模态自然人机交互神经系统疾病辅助诊断工具

申报单位：中国医学科学院北京协和医院

涉及科室：神经科、老年科

疾病种类：神经系统疾病

案例简介：常见的神经系统疾病包括脑卒中、帕金森病、阿尔茨海默病等，已经成为严重威胁我国人口健康的重大神经系统疾病。依据 2016 全球疾病负担（GBD）报告，我国脑卒中发病率、患病率、死亡率分别达 353.70/10 万人年，1 813.79/10 万人年，132.84/10 万人年，近 30 年来呈上升趋势。神经功能评价是神经系统疾病早期预警和临床诊断的主要手段。临床上主要是通过各种量表、测试、问卷调查等方法对患者的神经功能进行评价。但这些方法依赖于专业医护人员和医疗设备，成本较高，无法作为日常健康评价手段，同时由于神经系统结构和功能的复杂性，这些方法无法对检测的关键要素进行全程数据存储和定量分析，受评价者主观判断影响较大。自然人机交互是新一代的人机交互方式，在自然人机交互技术的帮助下，除了计算、存储等传统计算机能力外，计算机系统还具有强感知能力、多通道能力与自然性等特点，可以解决传统神经功能评价方法存在的不足，可以为神经医学检测提供定量化、多模态和非任务态监测的支持。

1. 案例背景

据《柳叶刀》2016 年发布的全球疾病负担报告所统计，2016 年造成最多死亡人数的三类死因为：心脑血管疾病——1 760 万；肿瘤——893 万；慢性呼吸系统疾病——354 万（图5-10）。2006—2016 年，全球心脑血管疾病造成的死亡人数增加了 14.5%，而年龄标化死亡率也下降了 14.5%；2016 年，缺血性心脏病和脑血管疾病（脑卒中）共占了所有心脑血管疾病死亡的 85.1%。在中国，1990 年，神经系统疾病所致 DALYs 为 4 584.5 万，2015 年为 4 948.6 万，相比 1990 年增加了 7.9%；而年龄标化 DALYs 率下降了 38.3%。我国 2016 年脑卒中发病率、患病率、死亡率分别达 353.70/10 万人年，1 813.79/10 万人年及 132.84/10 万人年，近 30 年来呈上升趋势，在世界中仍处于较高水平。

神经功能评价是神经系统疾病早期预警和临床诊断的主要手段。临床上主要是通过各种量表、测试、问卷调查等方法对患者的神经功能进行评价。但是这些方法依赖于专业医疗设备和医疗人员，成本较高，无法作为日常健康评价手段，同时由于神经系统结构和功能的复杂性，这些方法无法对检测关键要素进行全程数据存储和定量分析，受评价者主观判断影响较大。

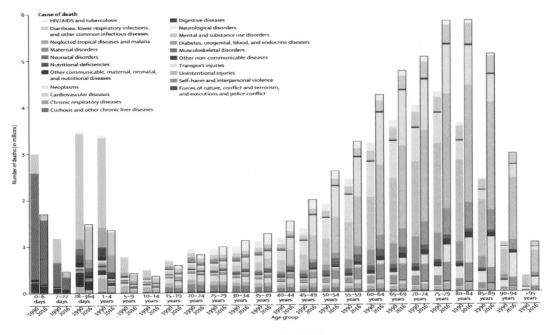

图 5-10　案例背景

2. 案例亮点

　　针对传统神经功能评价方法存在的不足,中国科学院软件研究所与中国医学科学院北京协和医院采用了自然人机交互技术,合作研制了"多模态自然人机交互神经系统疾病辅助诊断工具"。该工具包括了认知检查系统子系统、书写运动功能检查子系统、步态功能检查子系统、语音功能检查子系统、智能积木检查子系统、智能餐具检查子系统和手机日常操作异常检测子系统,以实现神经系统疾病的早期预警与辅助诊断(图 5-11)。

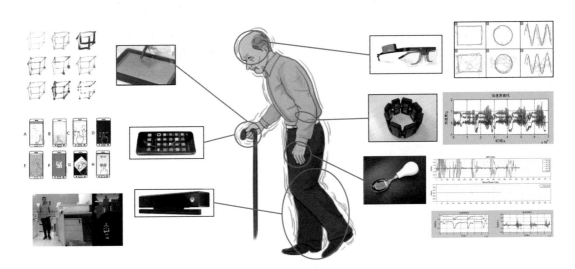

图 5-11　案例亮点

该套系统在中国医学科学院北京协和医院、中南大学湘雅医院、天津医科大学总医院、大连第三人民医院等国内大型三甲医院得到应用,获卫生健康委等相关部门充分认可,在国家农村心脑血管疾病危险因素调查、缺血性脑卒中长程随访等重大任务中发挥重要作用。

目前,基于该系统已收集神经系统疾病临床病例5 226人,累计进行医学临床检查约20 000多次,建立了包括手写、语音、步态、抓握、生理、影像的医学数据库,为临床辅助诊断提供了技术基础。基于该成果,中国科学院软件研究所与中国医学科学院北京协和医院共同获得了2018年度国家科技进步二等奖、2015年度北京市科学技术一等奖。此外,美国波士顿大学正在与协和医院和中科院软件所洽谈希望合作使用该项目成果。

3. 应用成效

"多模态自然人机交互神经系统疾病辅助诊断工具",主要由认知检查系统子系统、书写运动功能检查子系统、步态功能检查子系统、语音功能检查子系统、智能积木检查子系统、智能餐具检查子系统和手机日常操作异常检测子系统组成(图5-12)。

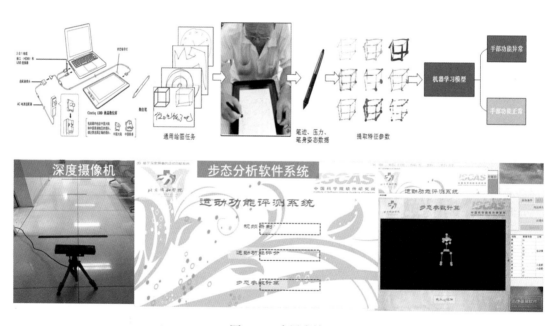

图5-12 应用成效

(1) 认知检查系统子系统:利用平板电脑、数字化输入板和语音的多通道输入,建立一种包括MMSE、MOCA在内的多通道信息融合的电子化检测方法,融合了电子化检查量表、书写功能、发音信息等医学数据。已作为门诊常规检测工具应用在协和、湘雅等大型三甲医院,支持医学流行病学调查、义诊等医学研究和活动,采集了近3 000例社区人群和门诊患者认知功能数据。

(2) 书写运动功能检查子系统:通过从患者的书写运动中提取认知与运动功能特征,建立正常人/患者的运动及笔迹模型,从而实现神经功能异常检测与辅助诊断。该系统的测试包括数字化连线测试、画钟测试、螺旋线测试、复制图形测试以及书写测试,分别实现任务特异的和任务无关的定量评估。在一个包含 490 人(患者 107 人)的书写行为数据集中,利用任意的书写任务以 83.15% 准确率将正常人与患者进行区分。

(3) 步态功能检查子系统:基于深度视觉捕捉技术隐式获取人体在自然行走状态下的运动学参数,包括步宽、步高、周期步速、步长协调性等运动学特征,基于机器学习算法构建神经系统疾病分类预测模型。在一个包含 490 人(患者 72 人)的步态行为数据集中,利用 3m 步态数据以 83.31% 的准确率将正常人与患者进行区分。

(4) 语音功能检查子系统:针对神经系统疾病在语音交互通道的病理表征,构建了由周期震动类特征、噪声类特征、发音器官运动情况类特征的语音功能评价模型,以一个简单的原音 "a" 的发音任务对患者的神经功能进行评价。该子系统能够很好地辅助其他评价通道实现正常人与患者的分类。在一个包含 176 人(患者 88 人)的语音和连线测试数据集中,融合了语音与书写特征的评价模型实现了正常人与患者 89.22% 的分类准确率。

(5) 智能积木检查子系统:对传统临床医学中使用的积木测试进行改造,实现了具备压力和运动传感的智能积木检查系统。提出操作动作切分方法,将连续动作切分为拿起、放下、静止抓握、旋转等子动作,通过收集积木表面压力及惯性运动数据,建立患者与正常人的操作动作模型,实现异常检测。该系统替代了传统的木质积木测试,并先后多次参与了北京市顺义区医学流行病学调查、义诊等医学研究和活动。

(6) 智能餐具检查子系统:将惯性传感器与日常餐具结合,利用用户在吃饭、喝水中使用勺子之类餐具时的手部运动行为,提取震颤、迟缓等病症相关特征,建立正常人 / 患者的动作模型,对帕金森病患者进行运动功能评估。在一个包含 25 人(患者 13 人)的勺子使用任务数据集中,对帕金森病症进行分级(Hoehn-Yahr 量表 1-5),取得了相关系数为 0.97 的结果,对帕金森患者与对照组分类,取得了 98% 的分类准确性。

(7) 手机日常操作异常检测子系统:通过定量分析日常手机操作中包括快速滑屏、拖动、指尖捏合等多种常用手势,融合指尖轨迹、压力、移动速度和机身姿态等多通道信息,分别建立正常人 / 患者的运动行为模型,对帕金森病患者进行运动功能评估。在一个包含 102 人(35 患者)的数据集中取得了 95% 的分类准确率。

4. 专家点评

中国医学科学院北京协和医院神经科崔丽英教授表示:"该套多模态自然人机交互神经系统疾病辅助诊断工具,是人工智能渗透医学领域的一个典型例子。该设备同时具备了专业性及生活性特点,实现了对患者就医、居家等不同场景的神经功能评估,且评估方面囊括了高级认知、步态、语音控制等多维度神经功能评定,对临床医生管理患者、制定医疗决策并进行临床研究可起到重要作用。"

中国医学科学院北京协和医院神经科彭斌教授:"该系统融合了任务态和非任务态的信息采集途径,在医院及居家不同环境下定量、系统、客观地评估患者的运动、语言、认知功能,是信息化时代人工智能科技对医学领域的新贡献。对临床神经病学与人工智能的交叉学科发展起到积极的推动作用。"

（六）儿科临床智能辅助诊疗系统

申报单位：厦门大学附属第一医院

涉及科室：儿科

疾病种类：儿内科疾病

案例简介：通过学习大量门急诊病历，开发了病历结构化、辅助诊断、辅助检查推荐、辅助处方等一系列深度学习模型，取得了国际领先的符合率，有效地将三甲医院医生的具体实践加以总结。通过将智能模型与电子病历 EMR 结合以及与其他信息系统的打通，形成了"儿科临床智能辅助诊疗系统"。在厦门市卫生健康委的主导下，将"儿科临床智能辅助诊疗系统"通过厦门市基层卫生平台运用到基层社区医院医生的整个诊疗过程中，辅助基层社区医院的医生全面观察患者的症状和体征、完成高质量的病历书写，并在此基础上为基层医院的医生提供检验检查、疾病诊断、用药和剂量等提示，有效地将三甲医院医生的经验通过具体每一个诊疗案例传递给基层的社区医生，迅速提高社区医生的诊疗能力。在为基层社区医生赋能的基础上，"儿科临床智能辅助诊疗系统"还通过模型智能识别危重症状以及判断危重病的风险，提示基层社区医生通过厦门市卫健委主导的双向转诊平台对于危重患者进行转诊。平台直接对接厦门大学附属第一医院等三甲医院的分诊系统，保证社区医院的潜在风险患者能够得到及时的医治。

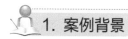

1. 案例背景

我国医疗资源总量不足、优质资源匮乏，分布也不够合理，要想解决这个问题，最现实的办法就是采取分级诊疗的制度。2015 年分级诊疗推行以来，仍有很多人得病还是直接选择大医院，大医院挂号难的问题没有得到根本性的改变。当前分级诊疗推行困难的最重要的原因是基层医疗能力普遍不足，造成了患者对于基层医疗机构的不信任。如何行之有效地提高基层医疗机构的诊疗水平，并引导患者前去就诊是解决问题的关键。

2. 案例亮点

本项目通过人工智能学习三甲医院医生的诊疗实践来指导社区医生，为分级诊疗的落地提出了一种新的思路。

一是本项目通过深度学习等最新的人工智能技术，将三甲医院医生的诊疗实践通过智能模型加以提炼和总结，通过产品化的形态全程指导社区医生的诊疗过程，提高基层医生的诊疗水平（图 5-13）。

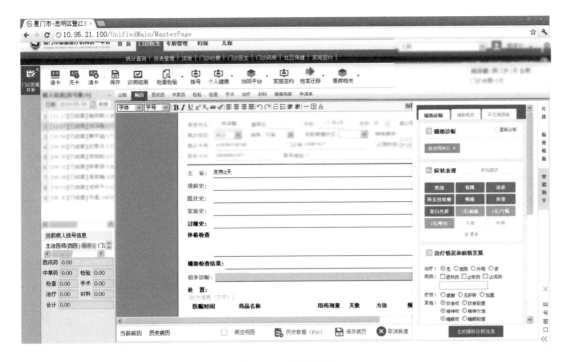

图 5-13　案例亮点

　　二是通过智能转诊提示,可以有效地帮助社区医生及时发现危重症状和危重病风险,帮助社区医生及时采取转诊,规避可能的医疗纠纷。通过双向转诊平台对接三甲医院的急诊分诊系统,引导患者首先到社区医院就诊,从实践上引导患者有效地实现分级诊疗。

　　三是通过系统提供病历辅助书写,帮助医生仔细观察,提高病历质量和完备性,从根本上解决困扰医学人工智能的数据质量问题,从而进一步提高模型的准确率和符合率。

3. 应用成效

　　"儿科临床智能辅助诊疗系统"以门诊电子病历插件的方式来辅助社区医生的诊疗全流程,如图 5-14 所示。

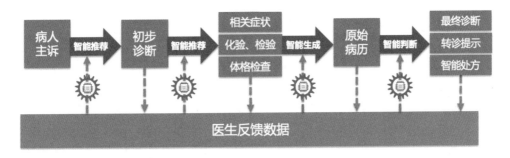

图 5-14　应用成效

当医生确认最终诊断后,系统会帮助医生完成一份完整的电子病历,包括主诉、现病史、体格检查、检验检查结果。基于这份完整的电子病历和医生给出的最终诊断,系统会根据辅助用药模型给出处方推荐供医生参考。

在上述诊疗过程中的任何环节,当系统监测到患者有严重的症状或者危重病风险时,会提示社区医生进行转诊,并辅助社区医生填写转诊单。系统通过社区和三甲医院之间的双向转诊平台将患者转诊到对接的三甲医院的分诊系统并给予较高的优先级,保证危重患者能够得到及时的医治。

此项目于2019年初开始在厦门市思明区的两家社区医院开始试点。开始试点时上线了辅助病历书写和辅助诊断模块,社区医生在20%的诊疗案例里使用了该系统,社区医院医生可以使用辅助诊断功能对其诊断进行复核。后增加的辅助用药功能也为社区医生的临床用药提供了帮助。

同时在厦门市卫生健康委的支持下,将系统与双向转诊平台对接,对于基层医生实现了智能转诊提示,并对接了三甲医院的急诊分诊系统,保证转诊病患能够及时获得诊疗。经过多次的实践、反馈和迭代后,计划将此系统向厦门市所有39个社区开放。对于社区医生诊疗水平的迅速提高以及分级诊疗的落地起到重要的作用。

4. 专家点评

复旦大学附属中山医院厦门医院信息科王学理主任:"引导患者小病去社区、大病去三甲医院,一直是推进分级诊疗过程中的一个难题。通过深度学习等最新的人工智能技术,将三甲医院医生的诊疗实践通过智能模型加以提炼和总结,以软件产品化的形态全程指导社区医生的诊疗过程,帮助基层医生发现诊疗中的问题,有针对性地向三甲医院医生学习,迅速地提高基层医生的诊疗水平,为分级诊疗效果的夯实提出了一种新的思路。"

上海交通大学附属瑞金医院计算机中心赵艳主任:"厦门大学附属第一医院利用人工智能深度学习技术凝练自身诊疗实践,并辐射社区,帮助基层医生发现诊疗中的问题,有针对性地向三甲医院医生学习,迅速地且持续性地提高基层医生的诊疗水平。符合人工智能在医疗领域应用的基本要求,是目前国内医疗领域的优秀应用案例。"

(七) 肝胆肿瘤多维 MDT 大数据协作平台

申报单位:中国人民解放军总医院第五医学中心

涉及科室:肝病科、肿瘤内科、肝胆外科、病理科、放射介入科、免疫治疗科、医院信息科等

疾病种类:肝脏肿瘤

案例简介:肝胆肿瘤多维MDT大数据协作平台(以下简称"协作平台")是由北京大学医学部及解放军总医院第五医学中心牵头,联合CSCO肝癌专委会以及亚太肝病

技术联盟/肝胆肿瘤专家委员会的相关专家们,基于 AI 技术,提供肝胆肿瘤智能临床辅助决策的全国肝胆肿瘤多维 MDT 人工智能协作平台。本产品由解放军总医院第五医学中心作为主中心牵头,全国的医院协作网络包括山西、四川、贵州、云南、河南等十余家省市级医疗机构。本产品属于产品应用项目,因为有多学科知识沉淀,所以涉及肝部肿瘤相关的多个科室:肝病科、肿瘤内科、肝胆外科、病理科、放射介入科、免疫治疗科等临床业务科室,还有医院信息科、医务科等职能支撑科室。该协作平台重点针对肝脏肿瘤的相关治疗项目,设计临床辅助决策、疾病预测和随访等多方面的人工智能技术。通过该协作平台的建设,可以提升基层医院诊治能力并梳理疑难杂症转诊通道;对肝部恶性肿瘤规范化干预,提高肝炎传染病等高危患者的筛查和早期治疗效果,从临床角度提高医保效益。

1. 案例背景

原发性肝癌是我国发病率第四位,肿瘤相关死亡率第二位的恶性肿瘤,最新的年发患者数为 38 万,死亡人数 32.6 万,占全球发病率的 51% 左右,主要病理类型包括肝细胞癌、胆管细胞癌及混合细胞癌三大类,其中肝细胞癌(hepatocellular carcinoma,HCC)占 85%~90% 左右。除了少数早期患者能够接受手术切除、肝移植、局部消融等根治性治疗外,绝大部分中晚期 HCC 患者需要多种治疗相结合,包括局部手术、介入栓塞、微创消融、放疗、靶向药物、免疫治疗、肝脏基础病治疗及并发症处理等,涉及多个学科知识和经验的融合,是肿瘤中最复杂难治的一类。目前我国肝胆肿瘤的诊疗除了少部分省级以上综合医院能够开展多学科联合诊疗为不同病程患者提供合理的综合治疗决策以外,绝大多数基层医院对此类疾病的诊疗管理认识非常有限,缺乏为患者设计合理综合治疗方案的能力,严重影响患者的生存获益。建立科学、适用的临床决策支持系统(CDSS)是实现我国分级诊疗,提升整体医疗素质的关键举措。

同时,多学科会诊(MDT)在肿瘤诊断方面优势明显,现在很多常见肿瘤治愈率的提高,和 MDT 的应用是分不开的。2018 年 8 月,国家卫生健康委医政医管局发布了《关于开展肿瘤多学科诊疗试点工作的通知》,要求 2018—2020 年,在全国范围内遴选一定数量的医院开展肿瘤多学科诊疗试点,通过开展肿瘤 MDT 试点工作,发挥试点医院的带动示范作用,逐步在全国推广,促进各专业协同协调发展,提升疾病综合诊疗水平。为积极响应国家政策号召和时代发展趋势,2018 年 11 月由北京大学医学部和 NCI 美国国家癌症研究院一起主办了"2018 北京肝胆肿瘤国际论坛",并召开"肝胆肿瘤多维 MDT 大数据协作技术平台项目启动仪式",首次提出了联合 CDSS 与 MDT 为肝胆肿瘤疾病智能化诊疗赋能。

2. 案例亮点

协作平台在临床诊疗中具有重大的意义,指导医生进行较为合理的决策,为患者提供高质量的全病程管理,同时动态采集真实世界中的诊疗大数据不断进行系统校正。本系统是基于相关证据关联及挖掘技术而建立的,针对肝胆肿瘤患者不同的临床情况,系统可以推荐最新文献研究结果、相似病历、备选方案、预期疗效及优劣比较等,供医生参考,极大降低了专科医生因知识局限而出现的决策局限甚至失误问题,优化了肝胆肿瘤规范化诊疗的管理流程,提升患者生存获益。协作平台的辅助诊疗原则以国内权威指南为基础,并且结合 CLCS(中国原发性肝癌登记数据库)项目近 2 万例患者的首次诊疗数据、解放军总医院第五医学中心基于国家基金项目支持的胆管细胞癌 1 000 例患者整合数据、进展期肝细胞癌 3 000 例数据,通过深度学习的计算机技术和算法,一部分用于诊疗模型的优化和完善,另外一部分数据用来进行诊疗模型的验证(图 5-15)。

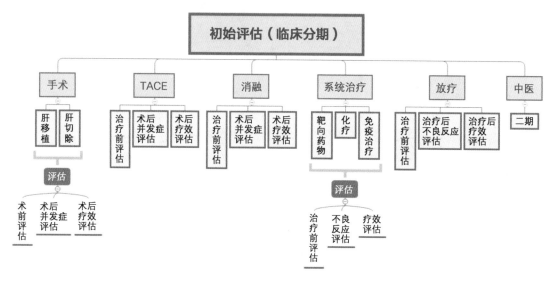

图 5-15　案例亮点

本案例的亮点如下:

一是详尽的疾病数据库字段设计:针对疾病诊疗决策过程中需要采集的信息设计 CRF 表单(临床实验观察表)以及数据库结构,以支持患者信息收集以及后续的科研和建模需求,是目前全球肝胆肿瘤数据库字段最全、数据信息量最大、全病程采集的临床数据库。

二是云平台分布式存储:系统是基于分布式存储和计算的框架构建的 CDSS 及 MDT 云平台,能支持高并发的疾病辅助决策以及全流程的多学科会诊。

三是计算机辅助结合专家疑难病例会诊、三级递进式医疗机构协作管理:系统集成计算机辅助决策能解决 80%~90% 常规患者的规范化诊疗决策,同时设置多学科专家会诊平台补充解决 10%~20% 的特殊疑难病情及新技术培训;同时设置国家级学术团队顶层设计下的省级 MDT 团队指导地区级 MDT 团队运行的三级阶梯式医疗协作模式,保证分级诊疗的高效运行。

四是实时数据分析指导系统校正:针对在平台咨询过的案例及建议采纳的情况,进行实时数据分析,与 CSCO 肝胆肿瘤领域内外科专家、转化医学科学家、生物信息学家及医学经济学专家等一起优化临床决策逻辑以及疾病数据库字段,不断优化模型及系统功能。

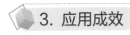
3. 应用成效

　　应用示例:某 HBV 患者在省级传染病医院门诊过程中,怀疑有肝脏肿瘤。医院按照要求完成相关的初期检验和检查,在大数据平台中,根据主诉和客观检验检查数据,确认为ⅡB期肝脏肿瘤,结合患者体征推荐 TACE 治疗方案。治疗后通过检验检查数据判断患者治疗效果优,无不良反应,进入随访。

　　(1) 实际应用层面:该平台测试期和正式推广的近一年时间内,已经在全国十余家三甲医院进行网络协同应用,有近一百位肝胆肿瘤相关领域的临床医生在该平台上进行决策辅助和使用远程会诊,已经沉淀有 1 300 多例临床真实的脱敏数据并发起了二十余次远程会诊。从临床使用效果看,在基层医疗机构肝癌诊断的准确率上有大幅度的提升,在肝癌确诊后的治疗流程上,从协作平台的过程监控中可以看到治疗的规范性大大提高,同时,该项目正在设计临床随机对照的研究方案,所有协作医疗机构利用平台的数据库,验证协作平台对于临床治疗效果的提升以及对于医保费用的有效利用性(图 5-16)。

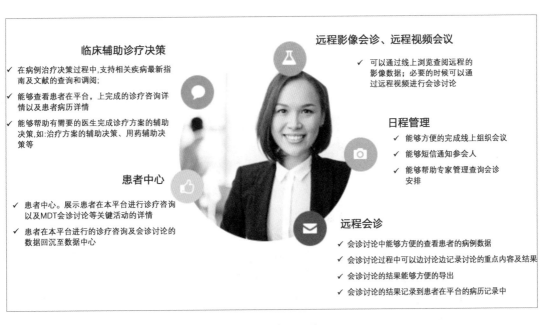

图 5-16　应用成效

　　(2) 研究成果方面:基于该平台的研究型论文《肝胆肿瘤疾病智能化诊疗模式的发展及启示》发表在 2019 年 10 月《临床肝胆病杂志》上,该杂志核心影响因子为 1.401,居消化病学类期刊第 2 位。扩展影响因子为 1.965。

　　(3) 数据安全:本系统的所有数据均物理隔离存储,数据所有权均为各自医疗机构,在项目合作过程中,通过严格正规的数据审批流程后才可以用于研究或运营。在医院的指导下,处理及使用临床数据时,不仅会严格遵守医院的各项规章制度,还会从数据脱敏与加密、网络安全、数据传输及存储安全、访问控制这四个方面保证数据的安全。

4. 专家点评

协作平台在天津召开全国专家评审会,与会专家普遍的共识是:平台意义重大、推广前景好。该协作平台前期完成了大量论证和设计工作,已经初步成型,值得快速推广。

(八) 骨龄人工智能诊断技术落地医院真实场景及一键式临床应用

申报单位:上海市儿童医院
涉及科室:影像科、内分泌科、信息科
疾病种类:性早熟、垂体及鞍区肿瘤
案例简介:基于AI引擎的骨龄智能辅助检测平台及应用,目前已经在上海儿童医院落地应用。本产品属于产品应用项目,应用科室涉及影像科、内分泌科、儿童保健科等,疾病种类包括性早熟、矮小症、发育迟缓、运动员选材等,涉及深度学习中基于图像的智能识别方法、卷积神经网络(convolutional neural network,CNN)等相关人工智能技术。通过该系统的建设,能够快速、准确地自动分析评估儿童骨龄图像,也有利于建立基于亚洲儿童发育情况的骨龄数据库。

1. 案例背景

骨龄检测业已广泛应用在临床医学、生物学、体育学、法医人类学等众多领域,不仅为精准确定儿童生物学年龄并借此及早了解儿童生长发育潜力和性成熟趋势,帮助矮小症、性早熟等内分泌、遗传代谢及生长发育性疾病的诊断、疗效监测、治疗调整等提供决策依据,而且在国民体质监测、运动员选材、法医鉴定、考古学等方面也起着不可或缺的重要作用,尤其具有十分重要的临床价值,是医疗机构尤其儿童医院的重要日常诊疗工作之一。目前存在骨龄检测评估方法陈旧、诊断手段机械、诊断过程烦琐、诊断效果误差大、儿科放射学医师缺乏等现象、困境与医院痛点。

骨骼成熟度是一个不连续的进程。在儿科常规检测中,医生可以通过对比骨龄和真实年龄,来诊断儿童是否患有内分泌紊乱症。然而不同于其他技术的进步,现在的骨龄鉴定法依然使用20世纪50年代发明的方法。传统的骨龄片研判主要有两种方法:

一是图谱法,其中G-P图谱法是依据美国20世纪30~40年代中上社会阶层的白人儿童少年样本来制定的,由于其使用简便、直观、耗时短,被国内外临床专家广泛采用。然而由于许多儿童手腕骨的发育不一定像标准片那样均衡,G-P法在使用过程中最大的困难仍然是整片比较存在主观性及不精确性的问题。

二是计分法,其中TW3法依据欧洲20世纪70~90年代的白人儿童骨龄为基础。TW3法精确但较为烦琐,耗时长,需要对桡-尺-掌指骨及腕部共20块骨分别做8个等级的评分和计算,即便使用计算机软件也需耗时 15 分钟,临床实际工作中难以推行。

医院目前日均的骨龄阅片数大约为 60 个左右,高峰时期可达到 150 个,普通年资医生按传统阅片方法查看每张骨龄片达 10~15 分钟,再加上高年资医生审核时间,平均查看一张骨龄片的时间将近 20 分钟,给医院影像科医生带来巨大的工作量,也容易出现误判的情况。

2. 案例亮点

(1) 构建基于 X 线影像大数据的骨龄 AI 检测系统:本项目通过采用深度学习中基于图像的智能识别方法,构建一个超过 15 000 例儿童骨龄图像的图像和骨龄发育数据库。

基于该数据库,检测医学图像中医生诊断时的关键部位,使用 R-CNN(区域性卷积神经网络)的网络模型检测左手 X 线图像中骨龄检测过程中关键的检测部位,并将图像转化为高维抽象数据,通过 XGboost 模型,结合人口等其他信息(年龄、性别等),构建标准的中国儿童生长发育图谱(图 5-17 和图 5-18)。

其中深度学习算法结合了 R-CNN 和 ResNet,在系统自动获得儿童的左手骨龄 X 线影像之后,对 X 线影像进行旋转缩放等图像预处理,以确保影像的正规性和统一性。运用卷积神经网络(CNN)对影像进行分块,使用滑动窗口寻找匹配的区块或关节,并用小窗口框出 X 线影像中匹配的区块,其中包括掌骨、尺骨、桡骨、远节指骨、近节指骨等 17 处。根据这 17 处,共 17×2 048 个深度特征的分析,回归分类得到骨龄估计的结果。

基于手腕部 DR 临床先验知识或数据驱动的骨龄检测智能算法及其实现的 17 个临床关注的局部区域特征(模型 1)或异构数据驱动下视觉注意力引导(模型 2)的深度学习骨龄预测模型,选取 11 858 例医院 0~18 岁骨龄检测影像数据随机分成训练集(80%)、验证集(20%)进行模型训练与验证,并另选取 1 216 例骨龄影像作为测试集检测其效能。结果发现,2 种

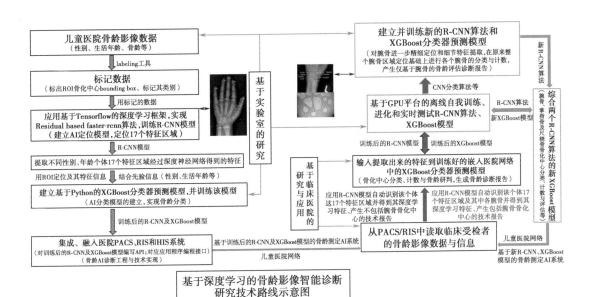

图 5-17 案例亮点

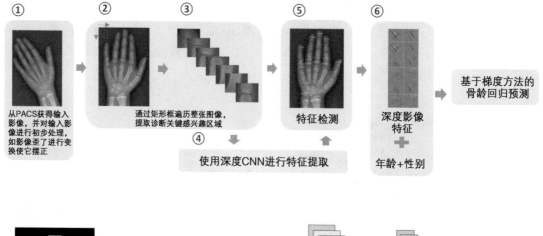

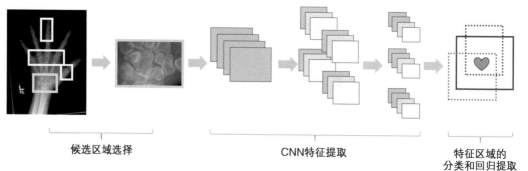

图 5-18　案例亮点

模型对验证集、测试集各性别、年龄段骨龄自动预测均有较高的准确性,0~18 岁验证集 MAE 模型 1 为(0.461±0.279)岁、模型 2 为(0.469±0.396)岁,测试集 MAE 模型 1 为(0.441±0.434)岁、模型 2 为(0.437±0.328)岁,统计学分析显示模型 2 准确性略高于模型 1,高于国内外相关研究结果。

（2）自然语言报告生成系统:通过实体识别的自然语言处理方法,提取影像报告中包括腕骨、掌骨、指骨等各个关节的影像学表现,生成的结果提供儿童生长发育相关依据,包括骨龄的提前、落后(图 5-19)。

配合 AI 系统对接,对 RIS-PACS 进行了改造,但充分考虑医院科室现有的工作流程,对现有的检查和报告流程不做修改;同时,工作人员对系统的改造是无感的,不增加其工作量:患者完成登记后,和原来的流程一样进入检查流程,对患者来说没有任何变化;后台服务对是否需要进行骨龄检测进行判断,若需要则进入下一阶段检测的流程,不需要则进入其他的报告流程;PACS 骨龄服务获取对应检查影像,采用标准的 Restful 接口,与 AI 系统对接,影像没有准备好,则轮询直到影像完成;检测结果与检查做自动关联,准备好报告内容。为确保登记信息与检测结果一一对应,在登记时为每位患者的每次检查分配了唯一的流水条码号,设备做检查时与系统交互,获取这个唯一条码号。同时,设备在后续生成影像时,包含了此条码号。如此,确保了影像和报告的一一关联。

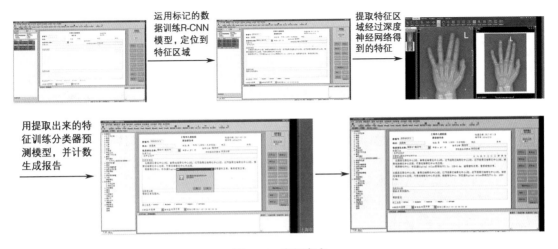

图 5-19　案例亮点

为了确保关联性,医院为患者提供了腕带。在设备操作间配备了扫码硬件,每次患者进检查间,技师都要进行患者扫码确认。这在根本上保证了人、影像和报告的一致性。

通过在现有报告模块上的自然语言处理,构建自然语言处理的骨龄诊断报告应用系统:借助机器学习技术,从复杂的碎片化医疗信息文本中,自动化半自动化地抽取医疗语义本体及相互之间的关系,针对骨龄专科文本数据建立术语词典,实现骨龄检查报告文本的自动分词;借助人工智能算法实现骨龄检测报告文本的语义分析,实现骨龄专科语言的实体识别和关系识别,将骨龄检查报告转化为结构化的指标数据;形成骨龄检查专病指标库,借助大数据分析手段实现骨龄检查指标与骨龄发育情况的关联关系模型。

(3) 构建区域性医联体标准化的精准检测 AI 系统:根据接入节点的业务和应用属性,首先将全网网络构架分层部署,我们将基于 AI 引擎的骨龄辅助检测平台及应用的网络构架抽象为系统核心区域、业务汇聚区域。其中系统核心层包括核心平台节点,业务汇聚层包括上联节点和下延节点。

构建了大型关系数据库,通过远程方式对系统进行管理,可在普通 PC 机上运行。主要对前置影像信息数据采集系统采集并上传的检查影像、诊断数据等信息在报告系统、存储系统、会诊系统、影像处理系统等多个系统间进行同步管理。

中心 PACS:承担影像中心的存储管理任务;其建立在中心 PACS 数据库与中心影像存储之上。中心 PACS 是整个影像中心的核心,对在注册的影像采集、存储、浏览提供统一的存储管理和应用服务。采集社区卫生服务中心实时发生的医学影像数据。

中心 RIS:承担诊断中心的 RIS 功能,如信息管理、系统管理、检查预约登记、远程诊断、报告审核与发布、远程会诊等功能。利用中心 RIS,诊断中心内各医院 RIS 系统可为社区医院提供远程诊断服务;实现诊断中心内各医院远程会诊服务。

影像信息数据采集系统:由影像信息注册中心、影像信息采集系统和区域信息集成平台构成,完成以区域影像中心与各医院 HIS/CIS 数据交换,对各医疗机构影像检查医嘱进行中心注册,获取病员的 MPI、检查医嘱 ID 等信息。社区卫生中心根据影像信息注册 ID 对影像信息进行标准 DICOM 影像数据采集,收集影像诊断必须的临床诊断信息和诊断申请。

3. 应用成效

基于 AI 引擎的骨龄智能辅助对于 X 线影像中骨关节定位的精准率达到 99%，平均每张 X 线影像的处理时间仅为 0.3 秒。另外，对于骨龄的平均绝对误差，也就是骨龄估计的检测结果与实际骨龄误差的绝对值为 0.45 岁。

医生打开骨龄诊断报告模块后，仅需对自动生成的报告结果进行审核、确认即可。整个流程对报告医生而言，免去了原先需要查看影像结果、翻阅图谱资料等进行比对的过程，大大节省了时间，提高了工作效率，同时 AI 骨龄预测精度类似甚至高于高年资主治医师水平，已在医院网络及 PACS 平台上稳定人工和人工智能双轨"并行运行"3 年多，为最终 AI 完全替代人工骨龄诊断的"替代运行"夯实基础。

通过基于 AI 引擎的骨龄辅助检测平台及应用，提高了骨龄检测和诊断的精度，改变了传统方式下主要依赖于医生经验、年资和技术水平等主观性因素，也减少了检测和诊断结果的随意性和误差等问题，使骨龄检测和诊断更趋于标准化、精准化。基于这样的一种智能技术和诊断模式，将确立医院对骨龄检测和诊断的权威性。改变传统方式下，由于医生主观经验和判断的局限性所引起的误差，导致患者去不同的医院重复拍片、重复诊断的情况发生。大大减少了医疗保险费用的支出，也减轻了患儿家属的压力。

有利于促进儿科医联体的共赢协作和健康发展，对儿科医联体，以技术合作和利益共赢为纽带，通过签订合作协议，建立技术支持、人员培训、双向转诊、远程医疗、费用结算等制度，促使联合体内医疗机构之间的业务协作。建立远程会诊专家团队、建立专科团队（儿童医院与地方医院纵向垂直型、开展临床科研带教）、建立典型病例资料库。通过骨龄检测和诊断资料库，对医联体内存储的医学影像数据、骨龄数据进行深度挖掘，为进一步提高医联体内医疗教学水平、科研水平提供信息支撑。

总之，该项目智能算法先进、技术创新性强、骨龄预测结果精度高并已成功落地医院真实场景，实现了医院网络及 PACS 平台上的骨龄 AI 检测临床运行，同时相关技术已申报了 3 个专利，相关研究结果多篇包括 SCI 期刊论文的发表、在全国学术大会专题讲座进行交流推广并获奖。该项目对促进我国智慧医院建设、人工智能影像学发展和全民医改尤其是医联体建设、分级诊疗实施、互联网医疗落地及优质医疗资源共享等具有重要意义。可将优质的医疗资源进行共享与有效利用，提高医院服务效率和质量，提高卓越专科队伍建设和辐射能力，实现科学定位、开放融合和协同发展。

4. 专家点评

上海市儿童医院（上海交通大学附属儿童医院）影像科杨秀军主任："骨龄的人工智能辅助检测平台是非常有效的影像学诊断新工具，能快速、准确、平稳地在临床实际场景中评估骨龄，惠及广大儿童及临床医生。未来的骨龄人工智能检测平台，不仅要在各大医院全面推广，形成国内统一、规范的骨龄评估标准与体系，还要与医联体医院无缝衔接和远程诊断，实现优质医疗资源共享共赢，并与临床各种检查资料相关联，对各类型发育性疾病的病因进行预测、检测，促进早诊、早治、早愈和全民健康奔小康的实现。"

（九）广州市越秀区 AI 智能眼科医生进社区项目

申报单位:广州市越秀区疾病预防控制中心

涉及科室:广州市越秀区疾病预防控制中心慢性病防制科、中山眼科中心人工智能与大数据科

疾病种类:白内障、眼底疾病、青少年近视

案例简介:广州市越秀区 AI 智能眼科医生项目(以下简称"AI 眼科项目")是广州市越秀区最受关注的项目之一,深受居民的喜爱。AI 眼科项目属于产品应用项目,主要由中山大学中山眼科医院提供技术支持,由广州市越秀区疾病预防控制中心负责项目管理。AI 眼科项目筛查的疾病种类包括白内障、青少年近视、青光眼、眼底疾病等,涉及的人工智能技术的内容主要为人工智能眼病辅助诊疗系统,该系统为中山大学中山眼科中心刘奕志教授团队利用深度学习算法,在建立的"CC-Cruiser 先天性白内障人工智能平台"基础上,整合青少年近视、青光眼等多疾病的筛查功能形成的多病种眼科疾病辅助诊疗系统,达到了快速、准确诊断白内障、青少年近视等多种眼科疾病的目的,并可给予专业的眼科诊疗建议,有效预防社区居民致盲性疾病的发展。

1. 案例背景

(1) 眼病筛查任务重,基层工作难开展:我国现有盲人逾 825 万人,且每年新增逾 45 万人,低视力人群逾 5 000 万人,眼部健康问题已严重影响我国居民健康及生活质量。然而大部分眼科疾病,例如常见的白内障、青光眼和各类型视网膜病变等致盲病种和青少年近视诱发的各类黄斑及视网膜病变等病种,均可通过早期筛查、早期诊断、早期治疗取得良好的防治效果。

随着生活水平及医疗水平的提高,人们对慢性眼病的防治意识也逐渐提高,对眼科筛查的需求日益迫切。然而,优质眼科医疗资源普遍存在运行成本高、医术要求精等特点,同时也受限于眼科医生培养难度大及医院岗位设置饱和等因素,这类优质的医疗资源主要集中于大型三甲医院或专科医院。优质眼科医疗资源的过度集中,难以辐射和惠及广大居民,甚至存在"一号难求"的情况,容易导致病情延误甚至是致盲,对居民眼部疾病的防控形成巨大的挑战。

近年来,国家提倡和完善分级诊疗制度,希望让更多居民来到基层医疗机构接受医疗服务,分流大医院的就医人群,有效合理分配医疗资源,保障各类人群的诊疗需求。然而,大部分基层医疗机构,例如社区卫生服务中心,虽能较好地将医疗服务覆盖大部分人群,但由于近年来基层单位医疗人才的流失及精密设备、资金缺乏等因素,导致民众对于基层医疗机构的医疗服务存在技术上的不信任,也影响了常见眼病筛查、诊疗工作的普及。

（2）人工智能及互联网医疗的结合，助力眼病筛查：人工智能与医学专业的融合取得前所未有的发展，在肿瘤、皮肤病、眼病、骨病和心理疾病等疾病诊疗方面均取得突破，涌现出大量的研究成果。眼病的筛查对于人工智能的应用来说，具有天然的优势，作为体表器官，大多数眼病可通过眼部照相及简单的测量进行辅助诊断。中山大学中山眼科中心团队前期基于大数据资源库，通过深度学习方法，建立集多种眼病于一体的诊断、评估、智能决策的人工智能算法，为白内障、青少年近视的筛查提供了重要软件基础。近年来，随着精密仪器的快速发展，自动化检测眼科仪器受到眼科行业的关注。因此，中山大学眼科中心将人工智能筛查系统应用于以色列高新医疗技术产品——自动多功能综合检眼仪，大大降低了仪器的操作难度，使先进的人工智能技术应用于基层医疗机构成为可能（图 5-20）。

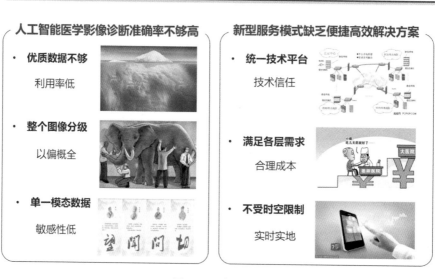

图 5-20   案例背景

为推动健康中国战略在越秀区落地，同时为辖区居民提供优质、便捷的医疗服务，满足居民对慢性眼病防治的需求，越秀区疾病预防控制中心启动"越秀区 AI 智能眼科医生进社区"项目，引入中山大学中山眼科中心最新科技成果——人工智能眼科检测平台。该项目的引入，不仅促使优质的眼科医疗资源下沉至基层医疗机构，还有助于越秀区慢性眼病诊疗技术队伍能力建设，提高辖区慢性疾病防控的综合能力。

2. 案例亮点

本项目的创新在于首次通过专业眼科仪器检测结合前沿人工智能诊断及风险评估系统落地到基层医疗机构，为居民提供白内障及青少年近视等眼科疾病的筛查。眼科人工智能技术落地到基层医疗卫生机构仍属于少数，管理的经验仍然缺乏，覆盖面更是有限。目前，人工智能眼病辅助诊疗系统仍缺乏应用于社区人群疾病筛查的实践经验。AI 眼科项目的开展,促使了优质眼科医疗资源有效下沉,解决了优质医疗资源分配不平衡的问题。同时通过社区 - 医院绿色通道转诊的方式,提早了疾病治疗时间,避免了致盲结果。同时,项目立足于服务社区居民,为眼科人工智能技术转化为实践应用提供试验机会,推动医学人工智能在实践应用领域的发展,为我国人工智能技术发展带来新的机会(图 5-21)。

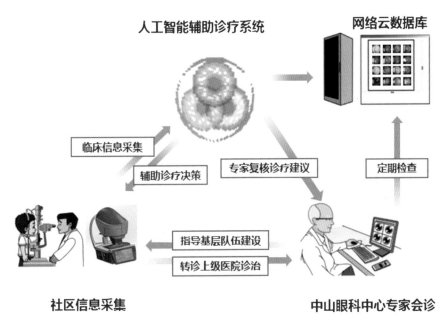

图 5-21　案例亮点

为有效推动项目开展,项目组认真考虑了项目开展可能会遇到的问题及解决方法。第一、基层单位眼科诊疗力量薄弱,难以应对"互联网 + 人工智能"模式眼科筛查工作。越秀区疾病预防控制中心和中山大学中山眼科中心为基层医疗机构配备了高效率、易操作的整合检查设备,并与大医院眼科共建统一的人工智能眼科服务平台,对于有疑义的结果则由三甲医院眼科医生通过统一技术平台进行审核并提供诊治建议,遇到难以诊断或者病情严重者还可通过转诊服务,让基层医疗机构在眼科筛查中不断提高专业水平。第二、社区医生难以适应仪器的操作,可能导致筛查效率过低。为了项目更好的开展,越秀区疾病预防控制中心在项目开展前,组织对社区医生上岗前的重点培训,邀请中山大学中山眼科中心林浩添教授讲解人工智能眼科诊疗技术的发展和基本原理;同时也邀请了仪器工程师向参加培训的社区医生解释仪器构造、使用流程及注意事项等,眼科零基础的工作人员仅需经过数日简单培训即可独立、熟练地采集检查数据。第三、项目对居民的吸引力低,难以广泛开展筛查。眼科医疗资源是紧缺的优质医疗资源,眼科筛查对居民本已形成较大的吸引力。

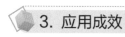

3. 应用成效

AI眼科医生项目的技术核心为人工智能眼病辅助诊疗系统,该系统在引用到实际筛查前已经过科学论证及临床评估与验证。2017年2月,中山大学中山眼科中心联合西安电子科技大学研究团队,利用深度学习算法,建立了"CC-Cruiser先天性白内障人工智能平台",原创论文在2017年2月的 *Nature Biomedical Engineering* 杂志上作为封面文章(封面故事:前途远大的机器学习)发表。在国家致盲眼病整体防控需求的高度下,平台相继整合了眼科多病种的人工智能辅助诊断功能,建立了一站式多病种诊疗平台。2019年4月,中山大学中山眼科中心设立全球首个眼科"人工智能门诊"。截至目前,基于CC-Cruiser的人工智能眼科门诊已在3家协作医院完成临床试点应用,并取得理想效果。

为响应国家分级诊疗的号召,促进眼科人工智能有效应用于实践,AI智能眼科医生项目应运而生。AI智能眼科项目于2018年3月份启动,先后在越秀区白云街、珠光街、东山街试点上线使用。项目筛查方式主要为:社区医生利用人工智能眼科筛查仪器对预约的居民进行眼科筛查,获取视力、屈光度、眼前节、眼底、眼压等数据。通过仪器自动上传至云端人工智能眼病辅助诊疗系统进行数据登记、整合、识别、判断和预测,得到个人眼科筛查结果及诊疗建议。目前,项目筛查使用的人工智能眼病辅助诊疗系统并未接入其他系统,数据存储稳定、安全。同时,每次筛查只对应唯一的编号,筛查全程并未获取居民基本信息,筛查结果也未涉及个人信息,居民完成筛查后可选择现场打印纸质结果或者系统推送结果至指定手机进行查看,有效保护居民的隐私安全。

截至2018年12月31日,项目第一期筛查已圆满结束,共筛查3 067名居民,其中5~18岁青少年组616人,18~64岁成年组907人,65岁以上老年组1 544人。项目筛查有效眼前节照片人数为2 533人,发现白内障(含疑似白内障)1 212人,达到治疗指征55人,其中30人通过社区-医院绿色通道转诊做进一步治疗;项目采集有效眼底相片人数2 466人,发现眼底异常人数511人,建议转诊率为20.7%;项目筛查青少年有效人数699人次,发现近视148人,建议转诊率为27.3%;项目筛查采集有效眼压人数2 445人,发现高眼压229人,高眼压建议转诊率为9.36%。

4. 专家点评

中山大学中山眼科中心人工智能与大数据科主任林浩添教授:"人工智能可实现眼病的标准化分诊,降低了疑难罕见眼病的学习门槛,解决优秀专科医疗人才紧缺和培养周期长的问题,增强了各个亚专科的专家对非本领域的疑难罕见眼病的诊治能力。"

中山大学中山眼科中心主任刘奕志教授:"我们最终目标是以开设眼科人工智能门诊为契机,充分发挥中山眼科中心医、教、研、防一体的学科优势,引领医学发展的AI时代,推动新形势下中国诊疗模式的改革,提升我国整体医疗水平和国际影响力。"

（十）基于定量药理和人工智能的临床个体化用药辅助决策系统

申报单位：复旦大学附属华山医院

涉及科室：药剂科、感染科

疾病种类：抗感染药物

案例简介：目前，我国医院的临床用药方面，普遍存在"经验用药""统一剂量"等问题。然而，部分药物具有个体间药动学 / 药效学（PK/PD）差异大、治疗窗窄、毒副反应大等特性，临床上需要进行血药浓度监测和制定个体化用药方案，以期在产生最大治疗效益的同时，减少或避免药物不良反应的发生。但大多数医院由于个体化用药实现技术难度大等方面的原因，在用药方面基本处于凭医生经验用药的现象。美国医学界在 2011 年首次提出了"精准医学"的概念，2015 年 1 月 20 日，奥巴马又在美国国情咨文中提出"精准医学计划"，希望精准医学可以引领一个医学新时代。经过多年发展，国外已经逐步形成了成熟的理论体系，并开发了数种用药辅助决策工具，如商业付费系统 MwPharm++、PrecisePK、Doseme 等，也有可供免费使用的 BestDose、JPKD、R for TDM、Antibiotic Kinetics 等。上述软件和工具大多偏重于药动学的计算和解释，难以整合入临床作大范围的推广应用。同时，有的软件或工具仅针对一个药物，有的软件仅有计算机版本，无法应用于智能移动终端，有的软件价格昂贵，也有的软件系统未对中国用户开放（如 Doseme）。此外，上述工具或系统由于缺乏中国人群的特征参数、未对中国的药物使用环境进行优化等原因，导致在国内难以应用和推广。针对个体间变异大、治疗窗窄的常用药物，本项目以药物 PK/PD 的临床研究和实践为基础，结合以往的 PK/PD 模型构建经验，采用人工智能算法和成熟的非线性混合效应模型优选最佳计算模型和算法，建立个体化用药的模型；为临床上需要用药的患者按照个体化用药模型进行计算生成最佳的用药剂量、用药频次、用药方式等参数，形成患者的个体化用药报告，使患者获得精准的药物治疗，降低药物不良反应的发生。

1. 案例背景

目前，我国医院的临床用药方面，普遍存在"经验用药""统一剂量"等问题。然而，部分药物具有个体间药动学 / 药效学（PK/PD）差异大、治疗窗窄、毒副反应大等特性，临床上需要进行血药浓度监测和制订个体化用药方案，以期在产生最大治疗效益的同时，减少或避免药物不良反应的发生。但大多数医院由于个体化用药实现技术难度大等方面的原因，在用药方面基本处于凭医生经验用药的现象。

针对上述问题，本案例开发了个体化用药智能决策系统，医疗机构可在其帮助下，合理规范地使用特定药物（主要为抗菌药物、抗凝血药物、精神类药物以及部分抗肿瘤药物等），显著降低患者不良反应的发生、预防和减少药物的耐药性，降低患者因不合理使用药物所致的风险、避免治疗错误的发生。同时,平台的应用也将大幅缩短患者的治疗周期和住院时间,节省宝贵的医疗资源,使医疗结构可以为更多的患者提供服务,实现社会价值的提升。最后平台上的数据还可为政府决策提供数据支撑和数据分析,从而制订或优化用药规范,加强临床药事管理,促进"健康中国"目标的实现。

2. 案例亮点

本案例中涉及的人工智能系统在研究开发与部署使用过程中,有多位计算机专家与医学专家共同参与。系统以 Web 方式和小程序的方式提供,用以计算初始给药剂量和调整给药剂量,目前已有超过 1 000 例临床数据的累积。针对后端服务,用 load runner 模拟 100 个并发同时调用计算服务,平均响应时间为 6.2 秒(图 5-22)。

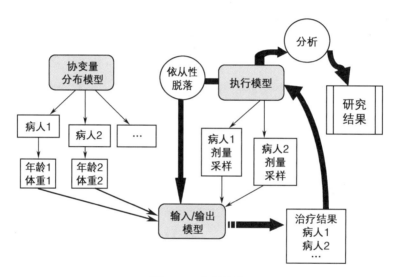

图 5-22 案例亮点

在案例使用过程中,通过访谈上海华山医院、福建医科大学附属第一医院、上海瑞金医院的抗感染临床药师,了解个体化给药方案设计的流程,定义系统的功能;并且试用已有的个体化给药软件系统,分析各系统的易用性、灵活性和用户体验。通过向临床药师和医生演示系统进一步确认,并由临床药师试运行,反馈使用情况和存在问题,进一步修订和完善。

3. 应用成效

应用示例:患者,43 岁,女性,体重 58kg,因输尿管镜检后感染性休克以万古霉素进行抗感染治疗。当日肌酐清除率(CLcr)为 60.2ml/min。医生首日给予每 8 小时 1 000mg。次日 CLcr=46.8ml/min,剂量调整为每 12 小时 1 000mg,第 3 日 9∶30 采集血样测得血药浓度为 16.3mg/L,肾功能仍有下降趋势。通过计算得患者的个体参数并估算给药方案(图 5-23)。

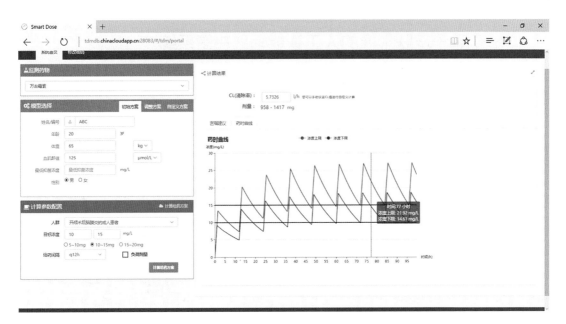

图 5-23　应用成效

　　本项目于 2017 年初正式上线,作为华山医院互联网医疗平台的应用服务之一免费发布,可针对万古霉素、卡马西平、华法林等药物开展个体化用药辅助决策,目前已有全国一百多家医疗单位注册账户进行使用,治疗人群超过 2 500 人次。2017 年 9 月,本项目获得 HIMSS 亚太区数字医疗健康杰出成就奖(HIMSS Asia Pacific-Elsevier Digital Healthcare Award for Outstanding ICT Achievement),相关论文荣获 2017 年中国药学会年会优秀论文二等奖。

4. 专家点评

　　上海儿童医院药剂科主任医师孙华君:"系统采用基于群体药动学结合最大后验贝叶斯估算法,模型包括新生儿和儿童,非常适合儿童专科医院的个体化给药工作实际。软件的操作界面友好,使用方便。此外,计算在远程服务器上完成,不受终端硬件设备性能限制,更容易被用户接受。在使用本软件期间,软件开发方根据用户的反馈意见,对软件功能进行不断的优化与扩展,获得了临床药师和医生的好评。"

　　上海长海医院药学部副主任王卓:"该软件计算采用了中国人群的药动学数据,基于群体药动学结合最大后验贝叶斯估算法,预测结果与实测结果相符程度较高。在使用本软件期间,软件开发方根据用户的反馈意见,对软件功能进行了不断的优化与扩展,在易用性、实用性上获得了临床药师的好评。应用该软件在万古霉素的临床治疗实践过程中,取得了较好的效果。"

（十一）基于皮肤影像的人工智能辅助决策系统

申报单位：中日友好医院

涉及科室：皮肤科、全科

疾病种类：皮肤肿瘤、银屑病、白癜风、黑甲、特异性皮炎、痤疮、脱发等

案例简介：皮肤影像人工智能辅助决策系统，是基于中国人群皮肤影像资源库（CSID）的大量高质量影像数据，借助深度学习算法策略研发的首款黄色人种皮肤肿瘤人工智能辅助决策系统。该系统目前已在全国近 50 家医院正在使用。本产品属于产品应用项目，应用科室涉及皮肤病与性病科、肿瘤科等，辅助诊断疾病包括恶性黑素瘤、基底细胞癌、皮肤纤维瘤、皮脂腺增生、皮脂腺痣、汗管瘤、血管瘤、血管角化瘤、日光性角化病、脂溢性角化病、Berker 痣、色素痣等，目前已形成涵盖皮肤肿瘤、黑甲、银屑病、白癜风等疾病的辅助诊断和慢性病管理平台。通过该系统的建设，能够为皮肤科医生提供辅助诊断，尤其是提高基层医生的诊断与鉴别能力。

1. 案例背景

皮肤病学是研究皮肤及其相关疾病的科学，其内容包括正常皮肤及附属器的结构功能以及各种累及皮肤及附属器的疾病。由于皮肤位于人体的表面，易于观察及分析，很多皮肤病仅仅根据皮损特征即可进行准确诊断，因此皮肤病学的基础是皮损的可视化特征，疾病特征适合使用 AI 进行辅助诊断。这个意义上来说，皮肤病学是最适宜应用各种图像技术的临床二级学科。

皮肤病学也是病种最多的临床二级学科之一。皮肤科经典教科书 *Rook's Textbook of Dermatology* 记载的不同皮肤病诊断名称超过 2 000 种。但是临床医师的诊断能力和水平存在很大差异，也会受到很多因素的影响（如学习能力、信息提取速度、记忆能力、生理心理状态等），这也是导致临床误诊率高（门诊可达 30% 以上）、诊断一致性低（见于不同医院及不同临床医师之间）等现象出现的重要原因。

随着图像技术和数字技术的不断发展，已经出现了一系列皮肤影像诊断方法（如皮肤摄影、皮肤镜、皮肤共聚焦显微镜、皮肤超声等），可拓展和深化临床医师的信息获取能力，从而提升皮肤病诊断水平和效率，显著改变了目前皮肤病学的发展格局和面貌。中国皮肤影像经过多年的发展，积累了较为丰富的数据资源，具备了深度学习训练的数据基础。近几年以深度学习为代表的 AI 算法，取得了突破性进展，国内外科学家和公司在不同方面都取得了很好的效果。

2. 案例亮点

基于皮肤影像的人工智能辅助决策系统,依托于中国人群皮肤影像资源库积累的40万份标注的皮肤影像数据,通过深度学习技术,实现基于影像的疾病判断,通过专家组评测,产品到达良恶性识别符合率91.2%,疾病类别符合率81.4%,能识别的皮肤疾病数量达50多种。其主要特点和优势有:

(1)数据优势:训练数据大,训练包括40万份标注的影像数据,特别是皮肤镜图片近20万张;数据通过网络化、多并发的创新标注软件进行标注,并能持续进行网络化众包标注。

(2)技术优势:其所研发的核心技术,申请了专利;提供图形图像的融合、分割、比对,包括特征性分析等深度学习的可视化分析(图5-24)。

皮肤肿瘤:总体分类和模型识别

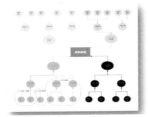
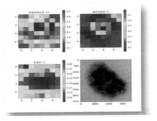

图 5-24　案例亮点

(3)落地推广:与皮肤镜结合,影像管理信息系统、AI系统整合,形成智能皮肤镜解决方案,已经在多家医院落地使用,能够全面提升基层医疗机构的皮肤诊断水平。

(4)App具有管理患者、管理影像、学习交流、远程协助及AI辅助诊断等功能,已经有几千个皮肤科医生使用。

3. 应用成效

应用示例——黑甲智能诊断:患者趾甲出现片状黑色,到中日友好医院皮肤病与性病科门诊就诊,经与门诊医生进行沟通,告知需做皮肤镜检查进行观察,操作者将皮肤镜照片上传至App,30秒内得到初步诊断结果,检查者结合患者临床表现,出具检查报告,门诊医生依据检查结果和患者临床表现对所患疾病进行诊断和制订治疗方案。

2018年3月,基于皮肤影像的人工智能辅助决策系统在中日友好医院发布,并在发布现场与10名医生"PK",效果明显。同年5月,系统在华山医院皮肤医联体落地应用,随后不断落地。

App 运行半年来,在没有任何推广的情况下使用医生有 3 000 多人,实现 1 万多次 AI 的调用,打印 5 000 多份皮肤影像诊断报告,积累了大量的皮肤影像数据。目前已形成涵盖皮肤肿瘤、黑甲、银屑病、白癜风等疾病的辅助诊断和慢性病管理平台。

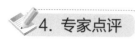

4. 专家点评

中日友好医院副院长、皮肤病与性病科主任崔勇教授认为:"科学研究和技术发展的精髓和归宿在于临床应用。利用大数据深度学习后的 AI,可对可疑皮损进行初步识别与分类,从而帮助医生进行临床决策,如立即病理检查还是可以观察一段时间再复诊,是否需要转诊到上级医院,是否与其他种类皮肤肿瘤或非肿瘤进行鉴别诊断等,为皮肤科医生(尤其是基层皮肤科医生和低年资皮肤科医生)的临床工作有效赋能。"

(十二) 急诊(救)智能辅助决策系统

申报单位:浙江大学医学院附属邵逸夫医院

涉及科室:急诊科

疾病种类:呼吸困难、胸痛、腹痛、突发性高热等常见急诊症状;各类休克;各类大出血;心、肺、脑、肝、肾或多脏器等功能衰竭;急性中毒;水、电解质或酸碱平衡失调;神经系统、呼吸系统、心血管系统、消化系统、泌尿系统等各系统急诊疾病。

案例简介:急诊智能辅助诊疗决策系统,是浙江大学医学院附属邵逸夫医院在探索医疗健康人工智能应用场景,在医院互联网与人工智能办公室主导下,整合急诊科骨干医生,其他学科的专科医生,信息中心、医学人工智能企业相关技术人员共同研发的产品,已在本院急诊科落地应用。本产品属于产品应用项目,应用科室涉及急诊科,疾病种类包括急性胸痛、急性腹痛、高热、呼吸困难、头痛等常见急诊症状,可对其危险性给予准确地评估并给出及时、正确、规范的处置建议。涉及自然语言处理、神经网络、知识图谱、贝叶斯网络等相关人工智能技术。目前,该系统在急性胸痛的危急重症排除的规范处置上取得了显著的成绩,并逐步扩充其他急诊症状知识库。通过该系统的建设和应用,一方面为急诊科缺乏临床经验的年轻轮转医生或低年资医生提供快速识别和排除高危者的规范处置流程,起到了良好的教学和强化记忆的效果;另一方面根据患者个人基本信息、病症信息推送诊断建议、合理检查和用药建议,以及针对危急重症引导医生第一时间进入危急重症排除规范处置流程,提高诊疗效率和医疗安全。

1. 案例背景

急性胸痛是急诊内科最常见的病症。有资料显示以急性胸痛为主诉的患者占急诊内科所有患者的 5%~20%,在三级医院里更是占了 20%~30%。

急性胸痛的临床表现千差万别,危险性也存在很大差别。对于高危疾病:急性冠脉综合征、肺栓塞、主动脉夹层、气胸、心包积液等,需要在短时间内作出恰当的诊断和处理,若误诊或漏诊会导致严重甚至是致命的后果。反过来,如果把一些预后良好的非心源性胸痛误诊为严重的心源性胸痛,又会增加患者的顾虑和心理负担,甚至影响其生活质量,并且会带来不必要的医疗花费。因此,充分认识胸痛患者临床症状,要求急诊医生在资料和时间有限、病因诊断不明的情况下及时恰当地进行鉴别诊断,同时对其危险性给予准确的评估并作出及时、正确的处理,因此,急诊医生的临床决策能力和急诊思维尤其重要。

研发急诊智能辅助决策系统,学习历史急诊病例数据以及急诊医学教材、指南文献构建急诊医学知识库,根据输入的特征信息,自动匹配模型,为患者提供推送诊断和治疗处置建议,对高危患者及时发布预警信息,引导医生进入规范的处置流程,能明显降低医务人员的工作量,提高医疗质量,降低医院、医生的医疗风险,减少医疗纠纷,同时减少患者医疗费用,减轻医疗卫生负担(图 5-25)。

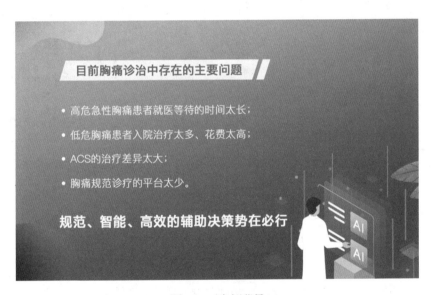

图 5-25 案例背景

2. 案例亮点

在急诊智能辅助决策系统推理模型构建过程中,采用了 TensorFlow 的人工智能框架,收集 2008—2017 年近 10 年的 150 万份急诊病例样本构建诊断模型,并根据诊疗规范建立处置知识图谱,其中训练集数据和测试集数据为 85∶15。

为了验证诊断模型的可靠性、准确性,以急性胸痛为示例,从数据源上进行优化和把关,2018 年 6 月起,针对近年来主诉为急性胸痛的 1.5 万份临床病历新增了二次修正诊断的功能,高年资急诊医生对胸痛症状为主诉存在诊断不明确的临床病历进行二次修正诊断。修正后的临床病历数据作为高质量测试集数据来测试验证和优化胸痛诊断模型的精度。

采集病史时,由于每个医生会有不同的描述习惯。为解决机器识别不同医生书写的文本病历问题,系统通过构建医学术语库以及术语同义词扩充的方式,结合自然语言处理技术,对病历文书中的一些关键特征词进行提取以及采用 LSTM 神经网络算法进行上下文语义识别,然后综合分析所采集的症状、既往史、体征等信息推送评估结果,引导医生进入相应的规范处置流程,即从患者进入急诊科后的每步关键处置进行实时提醒,让医生及时获得"在关键的时间节点上需要进行什么样的处置"信息,进而提高医生的工作效率(图 5-26)。

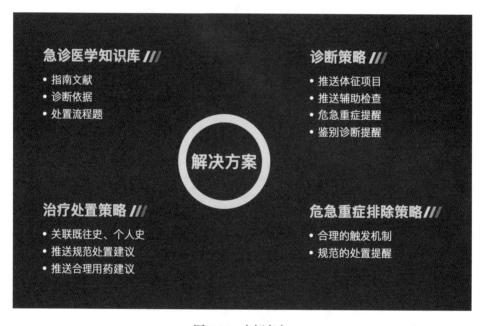

图 5-26　案例亮点

3. 应用成效

该系统通过插件模式嵌入到急诊医生工作站中,不改变原有的医生操作习惯,针对采集的患者生命体征信息、个人基本信息、病史信息,通过自然语言处理技术识别出特征信息,然后通过推理模型推送诊断建议、检查建议、治疗处置建议,当触发危急重症时,及时引导医生第一时间进入危急重症排除规范处置流程(图 5-27)。

系统在急诊科上线一年时间来经过三次迭代优化,完成了常见急诊症状的诊断模型和治疗处置模型的构建,以及急性胸痛中的急性冠脉综合征、肺栓塞、主动脉夹层、气胸、心包积液共五大危急重症的规范处置模型构建,实现急诊胸痛的规范处置。系统已经在急诊全科室应用。

经过近一年的使用,在急诊科轮转医生的临床思维训练方面,提供了轮转医生急诊处置的学习途径和实操经验;在临床过程中为急诊胸痛危急重症的排除提供了统一的规范处置流程,起到了良好的效果,如:胸痛疑 ACS 患者 10 分钟内进行心电图检查的比例较应用前提高了 8%,90 分钟内进行 PCI 处理的比例较应用前提高了 9.94%。

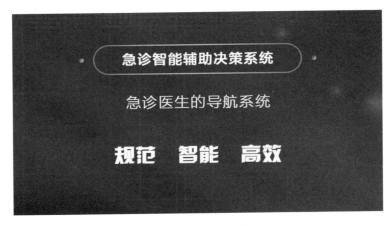

图 5-27　应用成效

本系统的所有数据和模型引擎均存储在医院的数据中心。若需要临床病历数据进行模型重新训练,则在院内通过接口抽取并进行患者隐私信息脱敏处理。

在医疗风险措施上,系统功能分为两部分:

(1) 一部分为辅助诊断,提示危急重症。这部分功能在系统上线前,首先通过测试集数据进行测试优化,保证准确率≥90%;然后通过参与项目医生和科主任的验证优化,保证尽可能高的准确率。是否作为参考建议,最终还是由医生自身判断。

(2) 另外一部分为危急重症的规范处置流程,作为医生的导航。该功能把急诊科的规范处置流程标准化、信息化、智能化,完全按照规范的处置流程来执行。在触发机制上,敏感度适当调高;在功能上线之前,由参与项目的医生和主任进行流程验证以保证医疗风险最小化。

4. 专家点评

急诊科洪主任:"人工智能技术在医学领域的落地,让我们充满了更高的期待,AI 辅助诊疗系统可以代替我们从海量医学知识和临床病历数据中,利用自然语言处理等技术快速将其转换成计算机可读的临床思路,并运用到临床医生端。根据症状描述,AI 推理引擎实时推送辅助诊断信息,且不影响医生正常工作,符合对临床诊疗规范、高效的要求。

(十三) 青海省基层医生辅助诊疗系统项目

申报单位:青海省卫生信息中心

涉及科室:基层医疗机构全科医生诊室

疾病种类:1 627 种

案例简介:青海省基层医生辅助诊疗系统作为青海省全民健康信息平台的一个重要组成部分,是一款可嵌入基层 HIS,辅助基层医生诊断,规范基层医生诊疗行为的服务型产品。该产品融合中华医学会《基层医疗卫生机构常见病诊疗指南》知识库和青海省基层电子病历数据库作为底层数据库,采用人工智能、大数据分析(Hadoop、Hive 等)等高新技术,结合年龄、性别、气候等因素在基层医生诊疗的过程中给予辅助诊断、治疗方案建议、药品规范使用以及药物合理性审查。同时可根据诊疗过程数据进行大数据分析,形成可供医生参考的用药处方,提升基层医生服务能力和服务效率。实现基层医疗卫生机构医生诊疗行为标准化、规范化管理,降低医疗事故发生率,提升患者医疗救治满意度。该系统服务对象主要为乡镇卫生院、社区卫生服务中心等基层医疗卫生机构。应用于基层医生在门诊、上门及线上等多种诊疗场景,为医生提供临床辅助诊疗支持,系统日均访问量约 3 000 余次,已经成为基层医生日常学习和工作的知识小工具。

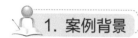

1. 案例背景

(1) 现状分析:为了更好地完成青海省公立医院改革目标、推进分级诊疗及医联体的建设、完善中医药的特色服务,基层医疗卫生机构的能力提升尤其是医疗能力的提升是基础;基层医疗卫生机构必须要能够胜任常见病、多发病、慢性病的诊疗,并具备中医药基本药物的治疗能力。然而对于基层医疗卫生机构来说,由于机构分散、数量众多,临床水平、服务质量、医疗设备、信息化程度、药品供应保障等各种指标相对较弱,很难满足基层首诊、提供中医药特色健康管理服务的要求。总结为以下几点:①基层医疗卫生机构检查检验设备不完善、药品不全,基层医生专业水平有限;②基层人才培养和发展瓶颈,尤其是缺乏中医药的专业人才;③老百姓对基层医疗卫生机构缺乏信任感;④基本药物制度影响患者就医路径;⑤基层医生对药物使用上的知识面不够;⑥能够在日常的就诊环节中通过人工智能手段有针对性地获取到所需要的医学信息的渠道很有限。

(2) 用户需求分析

1) 医务人员:对于各级医生特别是基层医生来说,需要在诊疗过程中为患者提供良好的诊疗服务,包括能方便、快速、准确、高效地为患者诊断病情;本地化、个体化、有针对性地开具处方,保证用药安全;

2) 基层医疗卫生机构:对于基层医院来说,人才队伍的建设是必不可少的,需要不断将最新的诊疗知识第一时间提供给院内医护人员,通过大数据和人工智能分析,同时培养医生科学诊疗思维,减少漏诊、误诊率。

(3) 业务需求分析

1) 规范诊疗需求:在居民就诊的整个环节,需要全面权威的知识库,来规范医生的诊疗行为,包括疾病诊断、处方开立、转诊等,从而减少基层医疗卫生机构的误诊,提升医疗质量,保障居民的生命安全。

2) 医疗服务能力提升需求:基层医疗卫生机构服务能力是由其医护人员能力所决定的,所以需要最全面、最新的循证医学知识来辅助其提升基层医务人员的服务水平、提高其工作效率。而循证医学的知识要能够在信息系统中不断自我学习和改进,更精准地为医护人员提供所需要的医学知识。

2. 案例亮点

(1) 知识库特色:①基于中华医学会基层常见疾病临床指南并对其进行结构化,与现有系统深度集成;②集成基层非常见疾病的其他临床指南及相关询证医学文献;③系统集成现有市场上接近 20 万条药品目录及相关说明书并进行结构化处理;④知识库实时更新,集成最新发布的数据(图 5-28)。

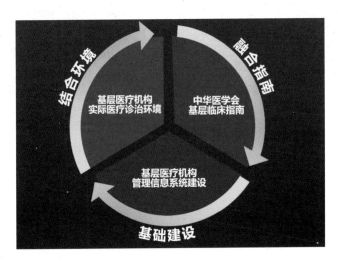

图 5-28　案例背景

(2) 技术特色

1) 采用开放式平台:开放式平台主要选用 Linux/windows 操作系统、主流数据库系统及开放式架构体系。

2) 大数据结构及人工智能算法:针对临床辅助相关的临床指南、药品等信息通过MongoDB 数据库进行存储和处理,利用 ES 等内存加载技术优化查询性能,后台可结合地域、人群等信息通过贝叶斯算法智能学习排序等规则,以方便医生在合适的时间获取到合适的内容(图 5-29)。

下图为疾病智能排序的打分基本流程(图 5-30):

以下是基础数据接入并进行大数据分析流程(图 5-31 和图 5-32):

(3) 有针对性地系统性能优化

1) 数据库逻辑划分:利用数据库逻辑分区机制,每次访问及数据交互在独立分区能进行,就相当于把数据库缩小了,可以改善数据库响应的性能。

2) 数据库无效访问的屏蔽:采用对数据库访问的分级处理,对一些无效的访问屏蔽在实际数据库连接之前,数据库连接是比较耗费资源的过程,有效地屏蔽无效访问,将有利于提高系统性能。

3) 内存缓存技术:通过搭建 ES 服务,大量的静态数据调入应用服务器内存,利用内存的速度来提高整体系统的性能。

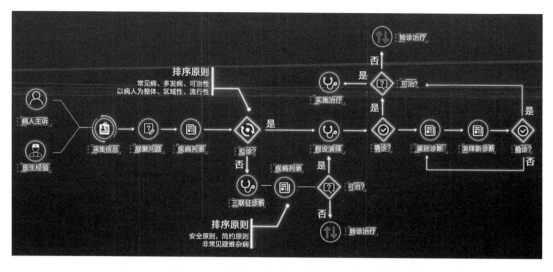

图 5-29　案例亮点

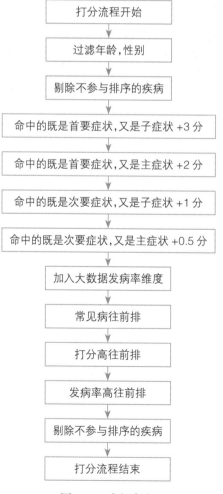

图 5-30　案例亮点

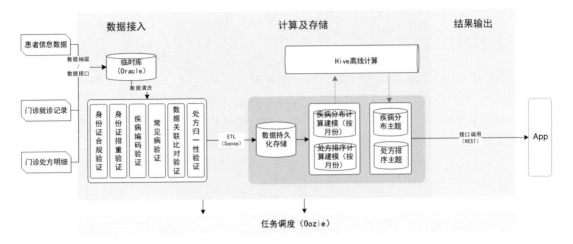

图 5-31　案例亮点

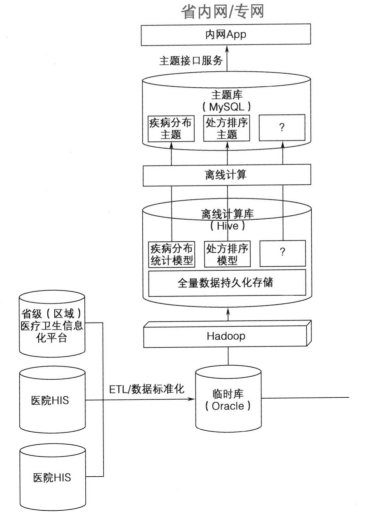

图 5-32　案例亮点

3. 应用成效

基层医疗卫生机构的服务能力是落实分级诊疗体系的关键,真正促使医患双方供需关系达成一致,一方面使作为供方的基层医疗卫生机构有能力提供高质量的医疗服务,另一方面使作为需方的患者愿意信任基层医疗卫生机构的服务质量。因此,以基层医生临床辅助决策系统为抓手,将行政化的供方安排思路转变为"以患者为中心",促使"基层首诊"成为患者自愿选择的最优就医路径,从而使患者与基层医生结成一致、稳定、持续的服务关系,真正发挥基层医疗在健康中国战略中的核心作用。

基层医生临床辅助决策系统,主要提供以下几大功能:

(1) 智能诊断:通过人工智能、大数据分析,结合医生的临床经验,可有效地通过症状、阳性体征、鉴别诊断等多维度为医生提供帮助,尽可能准确地给予智能诊断,减少医生误诊、漏诊风险。

(2) 规范治疗:系统通过集成中华医学会发布的基层常见疾病临床指南等权威询证医学文献,对确诊的疾病予以规范的治疗建议和相关药物处方推荐,包含中医和西医全面的推荐治疗方案。

(3) 合理用药:鉴于基层医生自身对药物使用上知识的缺乏,系统提供合理用药功能,通过不断自我学习的大数据规则,模拟药师实时前置审方,提升用药安全。

(4) 临床指南知识库查询:系统提供权威发布的各类疾病临床指南、西药、中成药、饮片、蒙药等各类药物使用说明书的知识查询功能,让基层医生一键即可搜索到自己想要查阅的内容。

在使用过程中,建立了有效的问题反馈机制,通过在试点单位进行测试使用,项目组成员随时跟进产品使用情况。同时通过微信群的形式建立起有效的沟通渠道,让基层医生可以及时反馈产品存在的问题,从而保障了产品功能的逐步完善和稳定。

从以下几个方面开展了风险控制措施:①从培训和使用过程中,特别强调本系统仅做参考使用,重点需要结合医生临床经验判断,从意识上避免过于依赖于信息系统引发医疗风险;②所有从本系统中开具的处方需经合理用药系统审查,避免出现重大的处方相互作用等问题;③系统严格遵照基层常见疾病临床指南内容,在检查、检验、鉴别诊断、转诊条件等方面给予医生学习上的帮助;④对于采集到的患者基本信息,包含患者姓名、性别、年龄、诊断、处方、检查检验等,系统通过数据加密的方式存储到项目单位的服务器中,保存期限系统默认存储1年,超出1年的数据单独离线备份。

4. 专家点评

青海省卫生健康委员会基层卫生处某专家评价:"青海省基层医生辅助诊疗系统能够嵌入到基层 HIS 中,和基层 HIS 紧密融合,在基层医生诊疗的过程中不仅能够提供辅助诊断、处方用药建议、用药信息查询、用药风险提醒,而且能够自动生成电子病历、提取相关信息至电子健康档案,非常智能、实用、便捷。不仅提升了我们基层医生的服务能力,同时也提高了工作效率。"

（十四）人工智能肺小结节辅助诊断、肺癌辅助诊疗决策系统临床应用及数据库建设案例

申报单位：天津市胸科医院

涉及科室：影像科、胸外科、呼吸内科

疾病种类：肺癌、肺结节

案例简介：肺癌诊疗一体化项目，包括：AI肺结节人工智能检测、AI肺部疾病临床决策支持、AI病理辅助诊断和肺癌单病种数据库。目前已经在天津市胸科医院落地应用。本产品属于产品应用项目，应用科室涉及体检中心、胸外科、呼吸科、肿瘤科、放射科、病理科等肺部疾病诊疗相关科室。疾病种类以肺癌为主，包括其他肺部相关疾病，涉及建立深度学习神经元数学模型等相关人工智能技术。通过该一体化项目的建设，AI肺结节人工智能检测能够让计算机学习和模仿医生阅片、诊断，分析图像特征，找出疑似恶性的结节，过滤无结节的CT，对结节特征进行描述，辅助医生提高肺结节的早期检出率，实现肺癌的早发现、早诊断、早治疗，削减医生读片和写报告的时间，降低误诊、漏诊的概率。AI肺部疾病临床决策支持达到根据患者主诉和现病史，智能推荐检查项目及治疗方案的目的，避免过度医疗，落实我国医保政策，实现合理用药科学配比，真正实现疾病的精准诊疗。AI病理辅助诊断达到实现诊断"金标准"智能化，进一步提高了诊断效率和准确率。通过肺癌单病种数据库，有效整理和分析临床产生的诊疗数据，对病历分析和临床科研提供准确的数据支持，节约临床专家为科研整理基础数据的时间，提高科研转化率并且能直接指导临床相似患者的诊疗活动，为青年医生提供诊疗活动的科学数据支持。

1. 案例背景

肺癌已是全球发病率及死亡率最高的恶性肿瘤。在传统的诊疗模式下，患者在就诊的每个环节都困难重重。临床工作中，肺小结节患者的良恶性判断依然消耗大量的临床资源。在传统肺癌诊疗模式下，患者缺乏早诊意识和明确的就诊方向，往往耽误了最佳治疗时机。对于患者来说肺癌的早期诊断、及时干预，可明显降低肺癌患者因全身转移而死亡的发生。

天津胸科医院通过AI实现对肺部病灶的定性、定量描述，能够提高医生的诊断效率，降低医疗资源消耗，同时减少漏诊、误诊，尤其是在AI的帮助下能够开展对肺小结节患者较为准确的筛查，实现肺癌患者的早诊早治，对提升医院的医疗水平具有重要帮助作用。

为扭转患者"先到哪科就采用哪种手段"的被动治疗局面，天津市胸科医院建立肺癌诊疗一体化中心，患者能够在这个平台上得到及时准确的诊断和治疗，从而减少看病时间和费用，实现利益和效果获益最大化，最大程度地造福患者。此外，肺癌诊疗一体化模式打通了

诊断、治疗及康复各环节,为患者提供全病程管理。免去患者辗转奔波之苦,增强诊疗信心,实现精准治疗。

2. 案例亮点

在 AI 肺结节良恶性风险预测模型的构建过程中,收集了自 2014 年以来的 10 万多份无标注数据样本,2 万多份带标注但无病理数据的样本和 8 000 多份带标注有病理数据的样本。这些样本从全国各地 20 余家医院共同收集而来,每家医院少则提供 200~300 例,多则2 000~3 000 例。病灶检出:假阳性约有 20% 左右,主要是血管干扰,在使用过程中,医生可以予以反馈,AI 自动优化。由于合作数十家医院,每家医院的采集图像硬件配置不一样,根据医生反馈,AI 自动学习修正,在每家医院都会予以修正。

解决人工阅片漏诊、误诊的问题,根据带结节标签的胸部 CT 影像数据,应用多种算法处理,最终输出一份肺部结节诊断报告,系统模块主要包含原始 CT 影像读取的二次检验、肺部区域识别、肺内结节检测、结节大小信息测量、结节密度信息测量、结节维度良恶性判别、患者维度良恶性判别以及报告自动生成等。还可对患者多次不同时间的片子进行每个病灶的比较分析,判断病灶的变化趋势,为临床治疗给出科学准确的数据支持(图 5-33)。

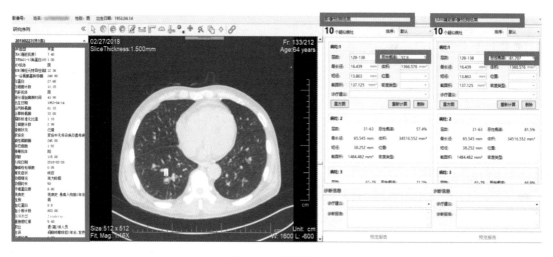

图 5-33　案例亮点

3. 应用成效

通过建立深度学习神经元数学模型,让计算机学习和模仿医生阅片、诊断技术,分析图像特征,找出疑似恶性的结节,过滤无结节的 CT,对结节特征进行描述,辅助医生提高对肺结节的早期检出率,实现肺癌的早发现、早诊断、早治疗,削减医生读片和写报告的时间,降低误诊、漏诊的概率。使广大医务工作者从复杂、重复的工作中解脱出来。

该模型在天津胸科医院上线一年以来,已检测患者量 16 442 人,使用次数 26 992 次,患者肺结节良恶性风险预测准确率达 90% 以上,肺癌患者中,原位癌的患者通过 AI 检测及时诊断和治疗,大大提高了患者的生活质量和生存时长。没有 AI 检测,等患者发现症状后就医,往往多是肺癌晚期已转移,临床治疗效果和患者生存状况较差。

医院使用 AI 肺癌诊疗一体化系统,医生工作效率提高,从每位患者阅片时间 15 分钟大幅降低至 1~2 分钟给出诊断建议。换言之,系统一个月平均可为全体医护人员节省 600 小时工作时间。

本系统的所有数据均存储在院内,医生在内网环境下运行使用。若院内人员需要利用数据进行科研时,本系统可以将患者的隐私信息进行脱敏处理再导出。

4. 专家点评

中国人民解放军第八一医院副院长、全军肿瘤中心主任、国家药物临床试验机构主任秦叔逵教授表示,随着"健康中国 2030"规划的不断推进,健康医疗大数据作为国家基础性战略资源的重要地位被不断凸现出来。AI 引领人类进入创世纪的发展阶段,其在肿瘤领域的应用备受关注,已经成为医疗领域不可或缺的新驱动力,为各种棘手难题提供最佳解决方案。"从诊断到治疗,从影像到病理,从转化研究到临床,从新药创新到多种治疗方案探索,都可以通过医疗大数据、AI 等新技术去赋能,改变原有诊疗与研究方式。"

北京大学国际医院副院长、CSCO 主任委员梁军教授谈到:在临床应用落地时,一定要医工高度结合,由临床医生思考诊疗过程中的难点并提出问题,由 AI 研究人员有针对性的配合临床医生寻找解决这些问题的方法,从而真正让 AI 的应用源于临床、高于临床、回归临床。当然,"未来 AI 的发展,还需要依赖临床大数据中心和各肿瘤领域专家,来开展多中心研究和临床试验,为 AI 的参数设定和有效性提供支持依据。"

(十五) 人工智能辅助消化内镜质量控制信息化管理平台

申报单位:山东大学齐鲁医院

涉及科室:消化内科

疾病种类:消化系统疾病

案例简介:人工智能辅助消化内镜质量控制信息化管理平台,目前已经在包括山东大学齐鲁医院在内的 19 家山东省内的公立医院联网应用。本产品属于产品应用项目,主要应用于消化内镜领域,涉及食管癌、胃癌、结直肠癌等一系列消化系统疾病的规范化诊断和随访,涉及"微信自助预约""检查前消化道肿瘤高危人群 AI 判定并提示""检查中质量控制""检查后电子报告和随访建议微信自动推送"等相关人工智能技术。通过该系统的建设,达到了人工智能辅助消化道肿瘤的内镜诊断,自动收集消化内镜质控指标并进行实时反馈、监督改进,从而显著提高消化内镜诊疗行为的规范化水平,提高消化道早癌的检出率。本案例整合了一系列功能,在消化内镜诊疗的全流程服务中均发挥了前所未有的重要作用。

1. 案例背景

据统计,我国食管癌、胃癌、结直肠癌三大恶性肿瘤约占所有肿瘤的 50%,仅胃癌就造成了每年约 49.8 万人死亡,其中超过 85% 的患者在确诊时已为中晚期。消化内镜早诊早治是提高患者生存率、改善预后的关键,同时还可大大减轻患者的经济负担,节约国家的医疗资源。

为什么内镜检查漏诊率这么高? 可以简单总结为 12 个字:看不全、看不清、看得快、看不准。"看不全"是指内镜检查有盲区,主要存在于内镜头端不易到达的位置,如胃食管连接处、部分不易观察的肠段,另外没有完全按照顺序看全整个胃黏膜的情况在繁忙的临床工作中也时有发生;"看不清"则是由于胃肠镜检查前准备不足,胃黏膜可视度和肠道清洁度不满意,即使有病变也看不清楚;"看得快"是指内镜的有效观察时间不够,达不到要求;而"看不准"主要是因为缺乏早癌的内镜知识储备,对早癌的白光内镜表现认识不足,或未能充分利用包括染色内镜、放大内镜、共聚焦激光显微内镜等手段进行有效的判断,造成漏取活检或不精准的活检。与此同时,目前广大的县区级医院与省级三甲医院的早癌检出率仍有较大差异,内镜医师对早癌的重视程度和操作水平参差不齐。

那么,如何全面提高早期消化道肿瘤的检出率,达到均质化管理? 规范的内镜检查和精准的消化内镜质量控制无疑是解决上述问题的最有效方案。然而现有的内镜质控指标繁多,实际应用过程中往往难以落地。归纳一下,影响内镜质控指标落地的三座大山分别是:"意识不足",内镜医生对内镜质控指标执行的意识不够;"工作量大",国内每天内镜操作数量大,分配到每次检查的时间有限;"系统落后",医疗机构内镜工作站系统落后,无法完成内镜质控指标的统计工作。如何使消化内镜质控工作真正落地? AI 深度学习的发展为我们提供了新的契机(图 5-34)。

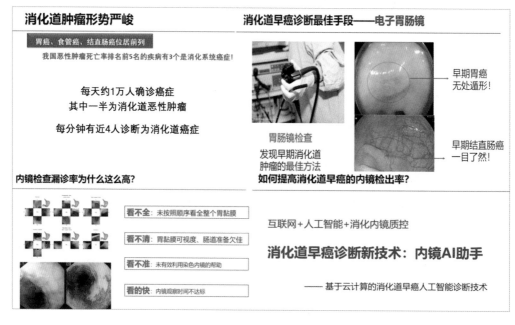

图 5-34　案例背景

2. 案例亮点

AI 辅助诊断消化道疾病模型的构建过程中,收集了自 2012 年以来的 409 650 张消化内镜图像,从中筛选出了 113 296 张图像进行病灶标注。利用计算机深度学习的方法,建立了包括食管早癌、胃早癌、结肠早癌、食管静脉曲张、Barrett 食管、溃疡性结肠炎等在内共 14 种消化道疾病的 AI 诊断模型,测试结果表明,上述消化道早癌的 AI 诊断准确率均可达到 90% 以上。目前该技术在进一步测试用于动态内镜操作过程中早癌病灶的识别,初步结果较为满意,测试程序仍在不断优化过程中(图 5-35)。

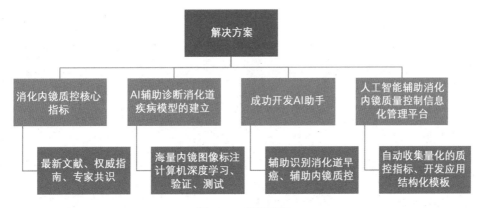

图 5-35 案例亮点

消化内镜人工智能质量控制是提高消化道早癌检出率的前提和保障。因此,在努力开发"AI 识别消化道肿瘤"工作的基础上,同时也开展了一系列 AI 内镜质控的项目。主要内容包括:①计算机智能识别、标识上消化道内镜图像所对应解剖部位的方法,用于帮助判定病灶部位和图文报告合格率;②基于量化评分的消化内镜检查质量控制方法及系统,用于帮助判定胃内清洁度满意率和图文报告合格率;③计算机智能判断消化内镜是否进入人体消化道的方法,用于帮助判定"结肠镜盲肠插入率"和自动计算结肠镜退镜时间、胃镜操作时间等;④基于图像深度学习的结肠镜肠道准备评分方法及系统,用于自动判断结肠镜肠道准备合格率;⑤计算机智能判断消化内镜检查是否进行染色的方法,用于自动判定是否对食管癌、胃癌高危人群按照相关临床指南的推荐进行了碘染色、色素染色或电子染色。

结合上述 AI 实时诊断病变和质控指标智能采集技术,逐步开发建立了人工智能辅助消化内镜质量控制信息化管理平台。由山东省消化内镜质量控制信息化管理平台制定质控指标及肿瘤筛查的数据规则,下发至各个联网医院消化内镜中心,各医院按照规范开展内镜诊疗工作,系统在人工智能的辅助下,自动提取收集标准化、结构化的所需数据,使用安全的网络通道,自动上传至云端平台,在云端进行数据汇总,形成山东省消化道肿瘤质控大数据中心,并通过移动端软件对内镜核心质控指标进行实时反馈,达到动态监督、持续改进的目的,从而不断提高消化内镜医生的规范化内镜诊疗水平,提高消化道早癌的检出率和随访效率。

3. 应用成效

　　人工智能辅助的消化内镜质控软件在山东大学齐鲁医院已经应用近一年的时间,并陆续有省内其他公立医院的内镜中心成功安装并使用,截至 2019 年 9 月,共有 19 家单位使用该软件并完成信息化平台联网建设工作,实现了消化道解剖部位及基础病变的自动识别,质控数据的自动收集、即时上报、统一管理等,其中共聚焦内镜的病变识别率已达 96% 以上,为行业已知最高水平。山东省消化内镜质控管理平台的建成标志着本项目已成功度过了基础技术预研阶段,进入了深度开发、实施与完善阶段(图 5-36)。

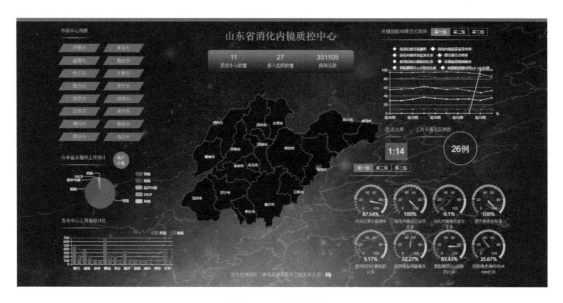

图 5-36　应用成效

　　联网过程中涉及信息技术安全问题均妥善解决,未发生任何不良事件,系统运行过程中有专人现场维护,医疗秩序良好。部分单位的初步统计结果显示:2019 年 1 月—3 月全省上消化道早癌检出率比去年同期提高 10%,肠道腺瘤检出率提高 5%,具有巨大的临床意义和社会意义。

4. 专家点评

　　山东大学齐鲁医院副院长、泰山学者攀登计划专家李延青教授:"胃肠镜检查是发现消化道早癌最有效的检查方法,但许多医院尤其是基层医院内镜操作不够规范,导致早癌漏诊率高。人工智能辅助消化内镜质量控制信息化管理平台克服了既往内镜质控耗费人力、信息滞后、报喜不报忧等缺陷,实现了人工智能识别早癌、AI 提取核心质控指标并自动上报,节省了大量人力物力,真正使各项内镜质控标准落地,做到了实时反馈,逐步实现省市县消化内镜诊疗同质化的目标,显著提高消化道早癌的检出率,降低病死率。"

（十六）人工智能技术在冠状动脉 CTA 的应用与研究——冠脉计算机辅助诊断软件

申报单位:中国人民解放军陆军军医大学第一附属医院

涉及科室:放射科、心血管内科、心血管外科等

疾病种类:心血管疾病

案例简介:冠脉 CTA 是简单有效而无创的冠状动脉早期疾病诊断和预测的方法之一。冠脉计算机辅助诊断软件基于冠状动脉 CTA 影像数据,利用 AI 技术,自动进行影像后处理重建并生产可供临床诊断使用的后处理影像序列,并自动检测管腔内的狭窄情况,并生成辅助诊断的结构化报告。基于人工智能的冠脉 CTA 影像的自动后处理可以大大减少医生手动后处理的工作量,同时其智能化的冠脉狭窄辅助诊断功能和结构化报告功能起到了极大的辅助诊断作用。本案例利用人工智能技术,在冠状动脉 CTA 的后处理及诊断上进行辅助,为医生提供更精细化的图像处理,更高效的诊断方式,辅助医生提高效率,对质量控制起到非常好的作用。本案例属于产品应用项目,主要在放射科、心血管内科、心血管外科等临床科室进行应用,是医工结合的典型案例。本案例产品研发涉及临床、医学大数据、人工智能等相关技术人员,涉及图像分割技术、三维重建、血管中心线提取、斑块和狭窄检出等新兴技术。通过应用,实现了临床资源与数据资源的高效整合,在优化工作流程,高效阅片,提供高准确性、结构化报告等方面提升了效率与服务流程。目前已实现对应用数据共计 2 671 例冠脉 CTA 病例,图像效果较以往工作站更有优势。通过临床验证,后处理图像合格率为 95.5%;诊断报告合格率为 81.8%~95.7%。

1. 案例背景

冠心病病死率逐年增加,心血管疾病已成为中国居民疾病死亡的首要死因。《中国心血管病报告 2017》的数据显示,中国心脑血管患病人数超过 2.9 亿,每年死亡人数高达 300 万。每 5 例疾病死亡病例中就有 2 例死于心血管疾病。我国人口基数巨大,冠心病高危人群众多,其患病年龄趋于年轻化,自 40 岁开始,每增加 10 岁,冠心病的患病率增加 1 倍。随着人民生活水平的提高和对健康需求的提升,心血管病的体检筛查具有巨大的市场增量,设备运转潜力、放射科医生数量及对冠心病 CT 诊断的效能直接影响着广大医疗机构对开展冠心病体检筛查的动力与效力,如何释放医生资源,如何开发设备潜力,如何更好地为广大患者和有需求的体检筛查人群服务,善用人工智能技术可解决此问题(图 5-37)。

医院冠脉 CTA 检查数量逐年增多,影像诊断需求的增长率都保持在每年 30% 的高速增长。以医院为例,放射科每天的冠状 CTA 检查量大概在 10~40 例左右,且需提前 3~4 天进行预约,从检查完成到取报告则需等待 4~5 天,前后时间跨度长。另外,后处理图形重建和

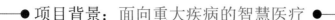

项目背景：面向重大疾病的智慧医疗

- 中国心血管病(CVD)患病率及死亡率处于**上升阶段**，现患人数**2.9亿**
- **死亡率居首位**，高于肿瘤及其他疾病，占居民疾病死亡构成**40%以上**
- **每5例死亡**中就有**2例**死于心血管病

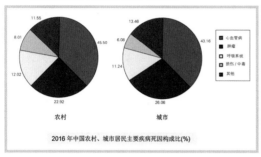

2016 年中国农村、城市居民主要疾病死因构成比(%)

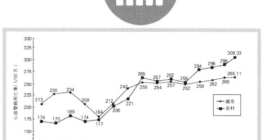

1990～2016 年中国城乡居民心血管病死亡率变化

现状：我国心血管疾病发病和死亡率仍处于上升态势

图文节选自《中国心血管病报告2018》（概要）

图 5-37　案例背景

诊断报告需由血管组的 5 位医生完成，且每位医生从患者检查完进行原始图像的三维重建后处理到出具诊断报告所需花费超过 30 分钟以上的时间，如果遇到患者呼吸配合不好、心律不齐情况，更是耗时。

　　在放射科医生日常工作中，面对冠脉 CTA 检查是一件具有挑战的任务，其原因主要集中在：①冠脉 CTA 后处理过程复杂，后处理、狭窄判断、冠脉分析及出报告等全流程中花费时间较长；②高压工作状态下，人为疲劳造成的漏诊、误诊；③低年资医生对冠脉 CTA 诊断及写报告的能力有限，同样会造成漏诊或误诊情况发生；④人工肉眼判别狭窄及斑块信息，误差大，重复性差。本案例基于冠状动脉 CTA 影像数据，利用 AI 技术，自动进行影像后处理重建并生产可供临床诊断使用的后处理影像序列，并自动检测管腔内的狭窄情况，并生成辅助诊断的结构化报告。基于人工智能的冠脉 CTA 影像的自动后处理可以大大减少医生手动后处理的工作量，同时其智能化的冠脉狭窄辅助诊断功能和结构化报告功能起到了极大的辅助诊断作用。

2. 案例亮点

　　(1) 基于深度学习的血管分割提取技术：血管分割是后处理图像重建、诊断等的重要基础。由于病历成像的复杂性、传统血管分割技术在很多情况下并不理想，需要借助人工辅助手段完成。深度学习可提供完全自动化的分割结果，并能应用于更加复杂的情况，提供更完整、更准确、更光滑的血管分割。通过自主研发的最优网络探寻技术（optimal path detection），得到解决血管分割任务的最优网络；并针对冠脉血管特性，设计了独特的 Loss 函数（Loss function）。基于上述独创技术使得血管分割模型的鲁棒性和泛化性能表现非常卓越，形成了

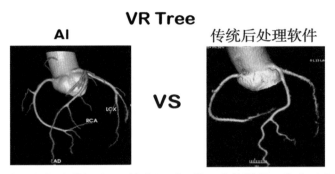

图 5-38　案例亮点

目前的业界技术壁垒,如图 5-38 所示。

(2) 基于深度学习的斑块和狭窄检出技术:利用深度学习可以提供精准的斑块和狭窄检出。人眼识别时会出现在复杂情况下混淆血管的情况,致使一般方法的检测假阳性严重偏高。通过自主研发的多源图像病灶检测技术,使假阳性得到非常好的控制。在该技术框架下,通过基于深度学习的检出技术和基于深度学习的分类技术和 3D 检出技术的最优配合既保证了检出率,又保证了准确率。该独创性技术也形成了目前的业界技术壁垒。

(3) 创新的图像分割技术:将符合 DICOM3.0 标准的心脏冠状动脉 CT 血管造影原始医学图像细分为多个图像子区域(也被称作"超像素"),它把图像分成若干个特定的、具有独特性质的区域并提取感兴趣目标。根据需要,进一步利用中心线提取技术、图像重建处理技术对心脏冠状动脉 CT 血管造影原始医学图像进行变换、切割和提取。最终,获得多种处理后数据和图像查看方式。

(4) 心脏冠状动脉 CT 成像三维重建功能:用于展示处理后获得的心脏冠状动脉图像的三维解析数据。CoronaryGo 的三维重建技术,通过图像获取、坐标系定位、特征提取、立体匹配、精确重建等技术结合原始影像的层厚和像素间隔信息,将分割结果单张累积并连接起来形成三维的立体数据。

3. 应用成效

本案例经过近半年的应用,目前已完成共计超过千例的冠脉 CTA 病例,图像效果较以往工作站更有优势。通过临床验证,后处理图像合格率为 95.5%;诊断报告合格率为 81.8%~95.7%,获得放射科医生普遍接受和认可,为医生节省约 70% 的处理时间。

系统落地应用四个月后,由于效能提升,冠脉 CTA 的日均预约量逐渐增加,冠脉检查数量同比月均增加近百例。该系统对急诊患者可做到优先处理,急诊患者在拍摄冠脉 CTA 后,系统在 5 分钟内迅速完成复杂的冠脉后处理及诊断,30 分钟变为 5 分钟,由系统辅助人完成 CT 的诊断工作,能显著提升 CT 流转率,缩短患者拿到报告的时间,第一时间为急诊患者开启绿色通道。降低高压工作状态下人为疲劳造成的漏诊、误诊情况。使用该系统后,所有冠脉 CTA 检查病例均进行人工智能后处理和诊断,一次性输出标准化的结果,医生仅需要对结果进行二次审核,帮助医生客观评估病灶和狭窄程度,避免高压工作状态下的失误,提高诊断的高效性和准确性。

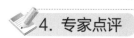

4. 专家点评

中华放射学分会专家评价:"开创了心脏相关的人工智能产品,由于心脏是在不断搏动的,所以心脏的图像后处理要比其他器官更难,这一产品起到了很好的行业引领作用。"

(十七)上消化道肿瘤人工智能诊疗决策系统的研发及推广应用

应用单位:中山大学肿瘤防治中心

涉及科室:消化道内镜科

疾病种类:食管癌、贲门癌和胃癌等消化道常见肿瘤

案例简介:本项目由中山大学附属肿瘤医院自主研发,目前已经在中山大学附属肿瘤医院、梧州市红十字会医院、揭阳市人民医院、粤北人民医院、普宁市人民医院和江西省肿瘤医院落地应用。本产品属于多学科结合的临床应用项目,应用科室主要为消化道内镜科,疾病种类包括食管癌、贲门癌和胃癌等消化道常见肿瘤的智能诊断,涉及深度卷积神经网络等相关人工智能技术。通过该系统的建设,达到提高我国上消化道肿瘤的早诊断早治疗水平、促进肿瘤规范化治疗、推动实现分级诊疗的作用。

1. 案例背景

据国家癌症中心统计数据显示,全球约50%的上消化道癌(包括食管癌、胃癌等)患者发生在中国,其中超过85%的患者在确诊时已为中晚期,每年因此导致的死亡病例超过40万。早期的上消化道癌患者五年生存率超过90%,而晚期患者的五年生存率则小于10%。

因此,上消化道癌的早期诊断早期治疗是提高疗效的关键。目前,内镜检查及活检仍是上消化道癌早期诊断的"金标准"。但是我国的内镜医生十分短缺,人才缺口巨大,远远不能满足临床实际需求;而另一方面,由于早期的上消化道癌常缺乏典型的内镜下表征,极易漏诊;加之不同级别医院的内镜医生水平差异很大,导致我国早期的上消化道癌的检出率低,早诊率不到10%,严重制约了疗效的提高。寻找更为准确有效的早诊方法,通过推广应用至基层医疗机构,促进其上消化道癌内镜早诊水平与优势中心同质化,成为了目前改善上消化道肿瘤疗效与预后的关键问题之一(图5-39)。

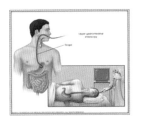

早期诊断上消化道肿瘤的难点

- 早期上消化道癌的患者常缺乏典型的内镜下表征，内镜检查极易漏诊/误诊

- 国内内镜医生十分短缺，人才缺口巨大，远远不能满足实际医疗需求

- 基层医疗机构医生往往缺乏足够的认知，不同级别医院的医生水平差异很大

早诊率低，超过85%的患者在确诊时已为中晚期

图 5-39　案例背景

2. 案例亮点

在上消化道肿瘤内镜 AI 辅助诊断系统(GRAIDS)的构建过程中,收集了自 2009 年以来的 117 745 份阴性图片和 39 462 份阳性图片数据进行模型训练和测试,使用五个分中心 812 539 个图片和该院 66 750 个图片进行多中心和前瞻性验证。最终结果显示该系统对上消化道癌的诊断准确率达 90% 以上,其中内部数据验证诊断准确率为 95.5%,前瞻性数据验证诊断准确率为 92.7%,外部数据验证诊断准确率为 91.5%~97.7%,其诊断灵敏度(94.2%)与专家级的内镜医师(94.5%)相当。更重要的是,在 GRAIDS 的帮助下,可提升专家的诊断灵敏度至 0.984,而低年资医生的诊断灵敏度将提升到与专家独自判读时相当的效果。验证结果显示出该系统应用于上消化道癌早诊的巨大潜力(图 5-40 和图 5-41)。

该系统在深度卷积神经网络的基础上开发出多项创新技术,能够在内镜图像部位多、疾病种类多、癌变表现多样化的情况下实现高准确性,能够在高度复杂人 - 机协同的临床实操环境中实现稳定的预测;同时该系统的速度非常快,一台配置单 GPU 卡的普通服务器即可达到每秒 118 张图像的处理能力,处理延时低于 10 毫秒。该智能辅助系统具有实时活检部位精确提示、内镜检查智能质控和自动采图等功能,在医生进行内镜检查的同时自动捕获图像并进行云端 AI 分析,实时提示精确的可疑病灶区域,指导内镜医生选择活检部位;在检查过程中,该系统能对检查时间和检查部位进行质控,减少遗漏关键信息,提高检查质量;在临床操作中,该系统还能够依据指南要求自动存储采图,减少医生因"一心两用""手脚并用"而带来遗漏关键信息的可能性。

3. 应用成效

从模型的科学性角度看,通过对大数据的学习,上消化道肿瘤内镜 AI 辅助诊断系统的诊断率超过 90%,已经达到中等年资医生水平;从场景应用角度,实时运行的辅助诊断模型,对患者检查视频进行实时监测,在风险高时对医生进行实时提醒,极大节省了医生的"注意力";质控和采图功能极大节省了医生操作的复杂度,提升检查质量。

上消化道肿瘤内镜智能诊断系统应用示意图

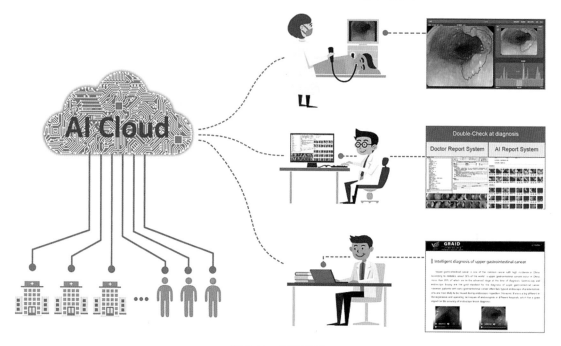

图 5-40　案例亮点

系统实际应用示意图

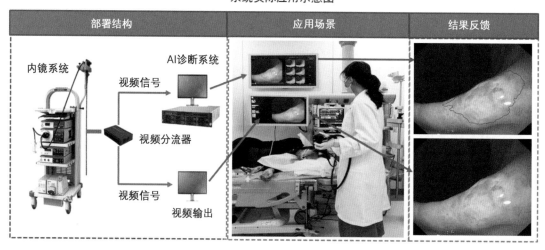

图 5-41　案例亮点

　　本系统使用的数据不包含任何患者隐私信息,所有数据均存储在院内。同时若院内人员需要利用数据进行科研时,本系统可以将相关数据以视频和图像等形式导出。本系统通过视频信号的旁路处理接入内镜系统,不涉及医院现有信息系统改造等工作,部署非常方便。

4. 专家点评

　　贺医生:"这套系统的应用相当于给我们多了个眼睛,帮助我们更细致地观察。另外一些质控、学习等功能的开发,对于初级医生的培养也很有帮助。系统的自动截图功能可以更好地解放医生的操作,让医生全神贯注地去做检查,有利于早癌的发现。"

　　中山大学附属肿瘤医院内镜科徐国良主任:"随着系统的逐步完善和应用,相当于一个顶尖的内镜专家在实时指导内镜检查操作,极大加快了内镜检查的速度并提高了活检的阳性率,为优化内镜医生工作模式,提高内镜检查效率和诊断准确率提供了可靠的解决方案。"

(十八) 双引擎驱动智能化辅助临床诊疗

　　应用单位:北京大学第三医院

　　涉及科室:全院临床科室

　　疾病种类:全病种

　　案例简介:双引擎驱动的智能化辅助临床决策系统,目前已经在北京大学第三医院落地应用。本案例属于定制化项目,已应用于全院住院医生工作站,疾病种类覆盖全病种,系统应用自然语言处理、PCA 降维、随机森林、XGBoost 和深度神经网络等机器学习模型、知识图谱、知识推理等技术。在案例建设过程中,以信息中心为主导,心血管科、呼吸科等临床科室提供临床知识与应用反馈、医务处提供管理支持、公司提供技术支持,通过多方面努力完成系统功能的确定、实现与评估。电子病历系统积累的 10 余年病历数据,达 3 100 多万份文书,作为人工智能辅助诊疗系统中机器学习的训练数据。本案例将医院的历史医疗数据、现行数据、BMJ 知识库、临床指南进行深度融合,突破主要靠经验的常规诊疗模式,利用人工智能技术提供的诊疗决策系统,为临床工作提供实时参考和指导,有效提高诊疗效率、提升医疗质量。

1. 案例背景

　　有研究表明因决策失误所致的用药错误或处置不当是造成医疗差错甚至责任事故的重要原因。2018 年医院年服务门急诊患者近 427.87 万人次,年服务出院患者 11.15 万余人次,平均住院日 5.51 天 / 人次,年手术量 6.29 万余例次,随着医院就诊人次逐年攀升,降低误诊率、提升临床诊疗水平和效率成为不容忽视的议题,临床决策支持系统成为各大医疗机构关注与发展的热点。通过大数据处理技术从海量业务数据中发掘有价值的信息、构建疾病模式知识库,辅助医生进行临床决策,成为医院医疗信息化建设发展的趋势。现行临床工作在很大程度上依赖于临床经验,然而承担一线工作的进修医生、实习生、规培生以及低年资医生存在临床经验不足、医学知识体系不完善的问题,急需基于循证医学实践以及医院临床实践的便捷辅助决策支持工具。临床信息系统缺乏具有良好互操作性,能综合检查 / 检验、病历、患者信息、诊断、药品等多维关系,覆盖诊疗全过程进行预警提醒,以辅助临床预防和减少医疗差错。病历内涵质控工作在病历提交之后进行,病历缺陷检查依赖于质控医师的经验,缺乏时效性和统一标准。医学领域存在很多专业术语,基于关键字的搜索只能匹配到输入的内容,无法获取含同义词或有层级关系的结果,导致检索结果不全面。另外,缺乏融入业务系统的有效途径,临床知识检索不便利(图 5-42)。

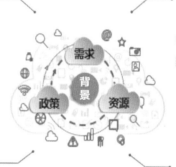

图 5-42   案例背景

2. 案例亮点

　　本案例基于全量数据中心,采用自然语言处理技术、神经网络、随机森林等机器学习算法,深入挖掘医院 10 年来累积的大量优质历史病历数据,并融合全球顶级医学出版集团 BMJ 的循证医学知识库,实现智能化诊断及治疗的辅助决策。构建双引擎综合预警规则平台,实现诊疗全过程综合预警提醒。搭建智能化病历内涵质控平台,实现实时统一的病历内涵质量控制。依据 SNOMED CT 等行业标准建设基于院内主数据的标准化术语本体,实现融入业务系统的基于语义的知识检索服务。在多系统集成及海量数据支撑的基础上,实现覆盖诊疗全过程的实时辅助诊疗决策,实时病历质控和综合分析预警。案例研发过程中,主要遵循的数据标准包括电子病历书写规范、ICD10、ICD9CM3、LONIC、SNOMED CT(图 5-43)。

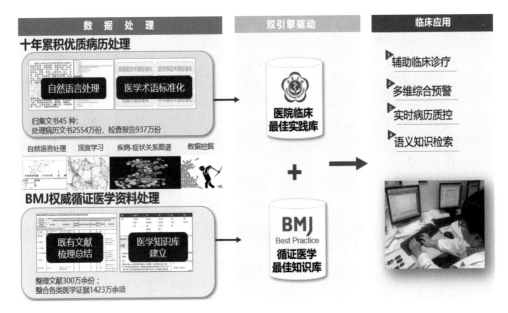

图 5-43　案例亮点

本案例的主要创新体现在如下几个方面:①使用真实最佳临床实践案例和 BMJ 循证医学知识库双引擎驱动辅助决策;②利用人工智能实现推荐诊断按概率排序;③病历实时内涵质控,在书写环节把握病历质量;④应用系统与临床决策实时异步通信,提供非打断式提醒服务。

人工智能的临床实践需要攻克很多实际问题,这里举两个实际的例子:一是解决临床描述与医学术语之间的映射问题,二是如何提高推荐模型的准确度问题。当临床医生确定诊断后,临床辅助决策系统需要根据诊断与推荐模型构建的诊断 - 治疗方案进行映射。虽然映射过程中应用了术语本体进行标准化转换,但不同科室对诊断的命名有不同的添加习惯,存在映射失败的情况,导致无治疗方案的推荐。通过联合各临床科室及医务部门规范诊断、改进诊断映射方法,逐步解决问题。推荐模型的推荐准确度依赖于各方面的可靠度,包括训练数据的质量,对病历进行自然语言处理的效果,机器学习的算法选择、参数调优等。经过反复实践、测试及临床反馈、再调优来调整推荐模型。

本案例的性能测试环境为临床应用环境,人工智能辅助诊断的结果反馈不超过 5 秒,治疗方案分析结果反馈不超过 3 秒。智能辅助临床决策系统与医生工作站之间采用异步通信方式,不影响医生临床工作。

3. 应用成效

案例于 2018 年 10 月正式上线,至 2019 年 5 月在 6 个科室的 24 个病区试点运行,5 月中旬推广至全院,取得了较好的效果。分析上线前 5 个月 24 个病区初诊准确率为 70.4%。

上线后 5 个月相同病区的初诊准确率为 72.6%。提高了初诊准确率。分析上线前 5 个月 24 个病区平均确诊时长为 3.25 天，上线后 5 个月相同病区平均确诊时长为 2.27 天，减少近 1 天，缩短了确诊时长。其中，推荐诊断准确的判定为推荐诊断是出院主诊断或上一级诊断；初诊准确率的判定为入院主诊断等于出院主诊断；确诊时长的确定方式为文书中记录确诊的上级医师查房记录时间减入院时间。

分析上线前后 10 个月 6 个科室 24 个病区的病历，推荐诊断平均覆盖总诊断数的 81%，覆盖疾病广。在有诊断推荐的病历中，各年龄段的前三命中率平均 86.44%，命中比例高达 93.33%，推荐诊断覆盖全年龄段。其中，诊断数指病历中出现的诊断数量；推荐诊断命中数指有推荐诊断并命中的诊断数量；推荐命中占比 = 推荐诊断命中数 ÷ 诊断数 ×100%；前三命中比例指出院诊断出现在推荐诊断列表前三位的百分比；命中比例指出院诊断出现在推荐诊断列表中的百分比。

分析上线后 5 个月 6 个科室 24 个病区的病历，医生平均修改率为 73.41%；将某科上线后 2018 年 12 月的问题数与 2017 年 12 月病历问题数比较，从 308 降到 105，减少了 66%。

参与机器学习训练模型的病历为去隐私数据，遵循《国家健康医疗大数据标准、安全和服务管理办法（试行）》、HIPPA 去隐私标准等。

4. 专家点评

骨科的主治医生欧阳医生："这个临床决策的小助手，不管是对住院医生、住院总医师还是主治医师都能提供很大的帮助。"

在第三季中国医院管理"寻找最佳医疗实践案例"评选总决赛现场，上海市第一人民医院院长郑兴东教授对项目的点评："利用人工智能对临床的诊断和治疗进行辅助性的支持，这一定是未来的发展方向，你们已经做了非常创新性的探索，做得很扎实，取得的成效很明显，还希望你们能够形成经验并推广给大家。"

（十九）消化道早癌影像人工智能辅助识别

应用单位：南京鼓楼医院
涉及科室：消化内科
疾病种类：食管癌、反流性食管炎
案例简介：基于人工智能的多学科联合会诊（MDT）食管癌影像辅助识别系统，目前已经在南京鼓楼医院落地应用。本产品属于产品应用项目，以 MDT 平台为基础，嵌入食道癌影像识别引擎，实时辅助消化内科医生进行食管癌内镜的早癌筛查。在医院信息中心技术支持下，标准规范数据传输接口，协调不同子系统的数据共享，最终整合了关于患者的文字、图像、影像等多维度、全方位的病历信息，形成患者全息数据中心，为 MDT 系统的成功构建奠定了坚实的数据基础。为盘活医院现有数据，服务于医院的业务流程优化，医院信息中心联合消化内科，依托 MDT 系统中价值密度高的数据资源,紧密结合科室的科研和临床应用需求,灵活应用医疗的大数据和人工智能技术,构建基于深度卷积神经网络的食管癌内镜影像辅助识别模型,内嵌到 MDT系统中,提高医生的诊断效率。MDT 食管癌影像辅助识别系统整体工作流程如下:第一步,通过嵌入人工智能辅助影像识别功能初步对患者食管内镜检查图像进行识别与分类,并展示不同分类下对应的概率。医生根据病情程度及人工智能辅助影像结果的判断,考虑是否需要发起联合会诊;第二步,针对需要联合会诊的患者,会诊管理模块根据常见的疾病类型,预设会诊治疗组,并及时通知到相关人等参与会诊。在会诊的过程中,通过影音设备,实现各用户的实时交流,通过实时的调用院内各种业务系统及人工智能筛查模型,向专家提供完整全面的实时患者数据;第三步,根据患者会诊最终结论,考虑是否发起转诊。医院间转运协作的闭环管理,以及转运患者的会诊、随访整合。

1. 案例背景

食管癌是世界上最常见的恶性疾病之一,是导致死亡的第六大癌症之一;食管鳞状细胞癌(ESCC)是我国食管癌中最主要的恶性类型,约占我国食管癌患者全部病例的 90%。由于早期症状少,特异性生物诊断标志物有限,大多数患者在晚期被诊断,此时不再适合可治愈的切除,使得 ESCC 的 5 年生存率在我国仅为 15% 左右。然而如果早期发现 ESCC 并在内镜下切除,5 年生存率可高达 85%。因此有必要制订有效的早期筛查策略,以降低这种恶性肿瘤的死亡率。

此外,为了得到较为可靠的临床诊断,医生需要结合患者的全部病历信息,但这些信息分散在不同部门、不同科室的子系统中。当遇到较复杂的病例时,医生需要和其他专家共同讨论,最终得出诊断结论。

消化内科在医院信息化建设中,积累了丰富的数据,希望利用现有的数据,开发一套集辅助诊断和联合会诊的系统,提高食管早癌检出率。

结合实际临床需求,医院调研了大量文献,依托信息中心积累的大量临床数据,借鉴相关领域的成功经验,构建了基于人工智能的 MDT 系统,应用于食管早癌筛查,从而推进医院的智能化建设。

2. 案例亮点

在食管癌影像辅助识别模型构建过程中,收集了 2016 年 1 月 1 日—2018 年 5 月 30 日在南京鼓楼医院和泰州人民医院就诊的 2 714 份阳性 EGD 图像数据和 3 000 份阴性 EGD图像数据。此外,采集 2018 年 5 月 30 日以后的 875 份 EGD 图像作为独立测试集,以准确率、灵敏度和特异度为性能评价指标,评估模型的诊断性能。EGD 图片的类别标签由相应的病理检查结果确定,病灶区域由两位资深内镜专家和一位病理专家协同确定。

在算法模型构建过程中,医院根据实际情况,做了以下工作来提高模型的诊断准确率和泛化性能。数据层面上,对原始训练集图像做翻转、镜像、随机裁剪等数据增广操作,增大数据集规模和多样性,提高模型泛化性能。模型层面,基于深度卷积神经网络(CNN)技术,借鉴经典 CNN 网络架构,如 GoogleNet、ResNet 等,设计了一种结合 Inception 模块和 Short cut 模块的网络结构,在提高模型的特征提取能力的同时,降低了模型计算复杂度。由于有些食管早癌的图像的病灶较小,直接对整个 EGD 图像进行分类,难以捕捉到不明显的病灶区域,所以采用围绕真实病灶区域,以滑动窗口的方式,获取含病灶的图片块,进行模型的训练,提高模型对于早癌的识别准确率。这种以滑动窗口的形式进行模型训练和测试,使得模型具有一定的病灶定位的功能。被预测成为早癌的多个图片块的重叠区域,则为可疑病灶区域,系统会提醒医生多加留意,降低漏诊风险。此外,在只标注图像类别标签而没有标注病灶区域的情况下,使用弱监督学习的策略,模型在给出类别定性诊断的同时,也可以给出可疑病灶的粗略估计(图 5-44)。

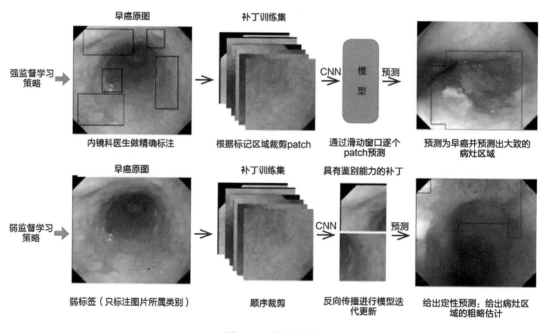

图 5-44　案例亮点

由于模型是基于深度学习技术分支中的卷积神经网络,其医学可解释性较差,导致医生无法对模型的输出结果进行溯因,且容易出现过拟合。针对上述问题,在模型的可解释性方面,使用神经网络激活热力图的可视化方法(如 CAM,GradCAM 等),突出展示神经网络在医学影像辅助决策过程中所关注的关键区域,这些区域往往是病灶所在位置;提升泛化性能方面,增加样本的多样性,采集来自不同患者、不同设备、不同医院的数据,此外在模型训练中加入正则化方法,防止过拟合。

在系统使用过程中,医生的诊断结果数据会反馈给系统,供智能辅助诊断模型渐进式迭代更新,提升模型的准确性和可靠性。

3. 应用成效

MDT 系统应用成效显著,自 2018 年 10 月上线使用,后台数据显示科室每日打开次数 200 余次,合理提醒次数 100 余次,临床满意度很高。

点击量主要表现在:推荐诊断、病灶识别及其他合理性提醒。食管癌影像辅助识别系统上线后,食管早癌的患者检出率在原有基础上提高 50%。通过正异常判断、异常分类细分,将食管早癌的患者检出例数、病灶准确识别率、假阴性漏检率大幅改善,从而实现了食管早癌的早发现、早诊断,为食管癌患者争取了更多有效的治疗时间。

MDT 食管癌影像辅助识别系统对临床工作的价值体现在三个环节:

(1) 诊前——快速定位疾病,提升临床诊断准确率:系统提供对于医学影像的自动分析和诊断辅助,降低影像科医生的工作量;借助机器判断,降低人工分析的误判率,提升患者医疗质量和安全;通过提升诊断准确率,并推荐对应的进一步检查(例如放大内镜 NBI 进行鉴别检查),来确诊可疑的疾病,及早确诊,及早治疗,提升诊疗效果,提升患者满意度,降低患者多次就医的成本。

(2) 诊中——推荐指南标准诊疗方案:系统包含众多的真实案例数据,通过相似影像病历推荐和治疗方案推荐,以及具有循证医学支持力度分级的各指南、文献、路径支持,提升诊疗规范性,并在消化道内镜检查过程中实时提醒和推荐,辅助诊疗、动态提醒。

(3) 诊后——多学科平台解决疑难病例精准诊断与治疗:构建食管早癌诊断知识库,为院内应用和医院联盟等医联体,以及未来医院参与的其他区域医疗合作机构提供诊断辅助决策支持,提升消化内科影像优质资源的下沉。

通过平台整体功能和医联体运营协作管理平台,对疑难病例在基层医院诊断后,需进行联合会诊或转诊时,通过整个医联体服务平台支撑,方便医联体覆盖区域内的广大患者,根据自身病情状况,获得科学有效的分级诊疗服务,根据需要获得优质专家医生的诊疗服务,在享受充分便利的同时,减少就医成本。患者通过移动互联网终端即可享受便捷的在线预约、问诊、分级诊疗、院后随访、健康评估等服务。尤其对偏远地区患者,更是可以有效解决看病难问题,社会经济效益明显。通过远程会诊平台,可以整合医联体内优质专家医生资源,利用现代互联网协作技术对危重疑难病症进行联合诊治,提高整体医疗服务水平。同时,结合医生互联网协作平台,使医联体内的专家医生可以随时随地进行科研交流、病患讨论等各种沟通协作,促进形成紧密协作的"医生圈"。通过医生协作效率提升,提高患者服务能力和效率。

本系统的所有数据均存储在院内,并且根据实际需求设置不同的访问权限。在算法模型构建及使用过程中,患者的隐私信息进行了脱敏处理。在与医院现有系统进行数据交互时,采用含有令牌验证的接口调用方式,保证了数据的安全性。系统整合患者全方位临床信息,并结合内镜影像,对可疑病灶进行提醒,辅助医生作临床诊断,提高医生的诊断效率和准确率。

4. 专家点评

郭医生："MDT 食管癌影像辅助识别系统可以实时进行可疑病灶提醒,尤其是不明显的病灶,提高早癌检出率,降低医疗风险。遇到难以决断的病例,可以直接通过 MDT 系统发起会诊,集思广益,最终得出可靠的临床诊断。"

南京鼓楼医院消化内科主任邹晓平:"医院信息化和智能化过程,本身是一个流程优化与再造的过程。MDT 食管癌影像辅助识别系统整合医院信息资源,运用大数据和人工智能技术,结合临床实际需求,提高食管癌早癌的检出率和诊断效率。该系统的搭建为推进建设智慧医院提供经验借鉴。在接下来的工作中,消化内科将根据医院的发展和自身临床需求,在信息系统的条件下,积极探索用新的方式、新的流程来做事情,辅助与推进医院为群众提供更安全、更有效、更方便、更合理的医疗卫生服务。"

(二十) 医疗大数据全周期人工智能诊疗平台

应用单位:山东大学第二医院

涉及科室:影像科、科研部、多个临床科室

疾病种类:多病种

案例简介:CT 早期肺癌辅助诊断系统,基于大量专家标注肺部医学影像,通过云架构、大影像传输搭建人工智能模型,准确地别肺部疾病,自动进行疾病的病灶检测和定位,提供辅助性定性分析;目前已经在山东大学第二医院落地应用。本产品属于产品应用项目,应用科室涉及影像科、放射科、胸外科、内科、病理科等,疾病种类包括肺癌,涉及肺结节检测、图像分割、肿瘤良恶性鉴别、疾病随访等相关人工智能技术。通过该系统的建设,达到了发现早期肺癌患者、为患者争取最佳治疗时间的目的,在检测及鉴别评估系统准确率较高的情况下,可逐步在全国范围内推广使用,以提高肺结节诊断水平,减少误诊漏诊、过度治疗等,有效降低社会和患者医疗负担。

1. 案例背景

肺癌是全球发病率最高的恶性肿瘤之一,目前患者的五年生存率仅仅为 15%,且发病率与死亡率呈逐年上升的趋势,是人类威胁最大的恶性肿瘤。在我国,肺癌是发病率和死亡率最高的恶性肿瘤,目前预后较差,如能在早期检测到肺结节,并对肺结节的良恶性进行诊断,可以有效降低肺癌死亡率。但我国目前的诊疗水平很难对大多数肺结节做出及时、准确的诊断,致使诊断延后丧失最佳治疗机会。

几乎所有的疾病诊断都需要医学影像进行辅助诊断,其中,医学影像增长的速度远远大于放射科医生增长的速度,肺结节筛查与早期诊断系统可将放射科医生从重复性劳动中解放出来,排除外界环境因素干扰,提高放射科医生的工作效率,降低漏诊率与误诊率,同时让医生有更多的精力专注于临床。医生们从重复性、机械化工作中解放出来,可将更多精力用在审核、人工干预、监督式学习、精化标注等更多当前机器无法替代的工作环节中,更多的进行临床研究工作(图5-45)。

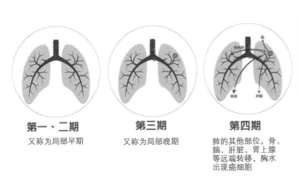

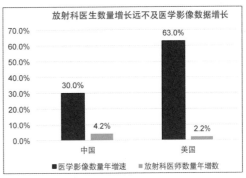

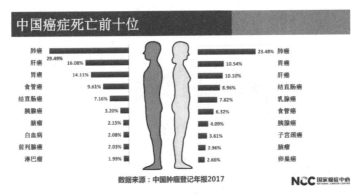

图 5-45 案例背景

目前,通过影像学来判断肺结节是否为肺癌,并没有固化的标准,还要依赖于有经验的医生长期的积累和判断,肺癌早筛早治的普及,使影像科的工作压力倍增,对肺结节 AI 产品的需求旺盛。肺结节筛查及早期诊断产品最低需要实现肺结节的检出功能,如何为临床提供结节鉴别诊断的量化信息则更优,诸如大小、体积、位置,甚至精确定位到肺段,提示结节的良恶性,并提供图文报告。技术难点:①人工智能辅助影像科诊断肺结节在自动寻找肺结节时需要保证其检出率以减少医生因疲劳造成的漏诊;②需要设置深度学习网络进行假阳性抑制,缓解医生劳动负荷,缩短诊断耗时;③人工智能筛查需要将不同直径的结节进行归类显示,同时提供定位、定性及定量的分析,进行第一道筛查后,由有经验的影像科医生结合患者的临床情况做出最终报告;④人工智能需要基于大量的数据进行深度学习以后,才能不断完善和应用,又因为医疗影像设备厂商较多,影像扫描参数设置众多,需要不断提高泛化性或针对医院数据进行微调;⑤为方便医生及时查看、处理数据,需要能够多线程处理各类交互信息,及一键调阅 AI 诊断结果,还需要保证数据存储可靠性。

2. 案例亮点

　　本项目肺结节筛查与早期诊断可获取、显示、处理和分析标准 DICOM 格式的 CT 肺部影像,提供结节的检测、结节的分割,自动识别并标记肺部结节和胸膜结节的轮廓、大小和位置,做出定量定性的分析;可对结节不同时期的随访患者,跟踪其每个结节在不同时期的变化。阅片完成后医生可编辑打印诊断报告,整个流程极大地加速了医生的诊断过程(图 5-46)。

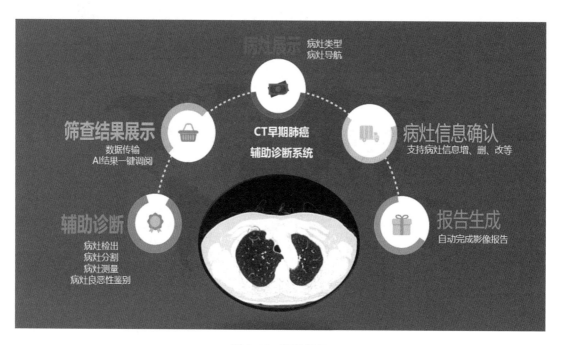

图 5-46　案例亮点

　　(1) 技术路线

　　1) 人工智能技术进行计算机辅助诊断:系统后台深度学习算法进行肺结节检测,快速自动标注肺结节或可疑病灶的位置和区域,同时采用假阳性抑制算法提高诊断精度;使用深度学习网络做辅助性的良恶性定性分析。

　　2) 通过网口(TCP/IP)通信实现数据传输,在云端进行对影像文件的解析、自动归档存储及压缩存储,多线程处理各类交互信息,实现一键调阅 AI 诊断结果。

　　3) 在影像显示方面:病灶信息以列表形式显示在影像旁,提供具体标识包括病灶种类、病灶大小和所在层面。

　　4) 支持医生对智能检测病灶区进行添加、修改、删除等操作,参与到模型构建的正反馈机制中。

　　5) 自动化完成影像报告:可自动/手动发起辅助诊断请求,在线编辑打印诊断报告。

（2）创新点

1）网络模型创新：使用 3D-Unet 与 3D-faster 模型融合及 RPN 网络的深度学习算法进行肺结节检测，采用假阳性抑制算法 3D-Resnet-spc，提高诊断精度，对肺结节诊断的敏感性达到 96.7%；使用 3D-Resnet50 深度学习网络做辅助性的良恶性分析，准确率 85% 以上，并会持续优化。

2）通过网口通讯实现数据传输，支持 DICOM3.0 的影像设备、工作站及 PACS 推送影像及信息传输，在云端进行对影像文件的解析、自动归档存储及压缩存储，数据存储采用了多节点高可靠存储，具备多节点备份机制，保障数据不会丢失。

3）支持查询诊断结果、可自动 / 手动发起辅助诊断请求，可在线编辑打印诊断报告，实现影像表现和诊断结果自动调用报告模板。

3. 应用成效

2019 年，项目在山东大学第二医院启动后主要在呼吸科、胸外科等科室试点。项目启动之初并没有实施系统融合对接，主要处理脱敏后的单个文件上传及反馈，经过上百例 DICOM 文件的处理测试后，临床医生逐渐找到使用感觉，该工具为临床肺部肿瘤筛查工作提供了极大便利，不仅减少了漏诊，更使原来费时费力、认为几乎不可能完成的筛查工作变得轻松快捷，越来越多的临床医生积极参与其中。人工智能项目在牵头的山东大学第二医院胸外科专科联盟上推出，得到了较高评价和反馈。近期，医院已经启动以影像为基础的多方位的系统融合工作。

4. 专家点评

山东大学第二医院胸外科主任丛波教授："胸外科影像数据量巨大，将云计算、大数据、AI 引进胸外领域，对拓宽学科的宽度和深度意义重大。胸外科专科联盟通过网络平台的建设和发展，向成员单位推广开展早期肺癌筛查工作、建立筛查分中心，推动医疗健康人工智能诊疗系统在肺癌筛查防治工作中的应用，打造早期肺癌人工智能诊疗平台，在各县市积极推广肺癌早期筛查、促进规范化诊治、加强控烟等肺癌防控措施，推动和形成分级诊疗制度，引导群众基层首诊，方便群众就近就医。同时将整合队列资源，构建肺癌研究平台，提升国家肺癌防控研究水平。"

海军军医大学长征医院影像医学与核医学科主任刘士远："AI 全周期健康管理的产品和理念非常好。目前影像 AI 存在以下问题，AI 只能解决单点的问题，并不能解决医学影像全部的问题；只能解决影像的问题，并不能解决医学全部的问题。因此，只有全链条的影像 AI、全链条的医疗 AI 解决方案，才能最终解决医生的问题，解决患者的问题。"

(二十一) 阴道镜宫颈病变辅助诊断系统

应用单位：温州市人民医院

涉及科室：妇科

疾病种类：宫颈上皮内瘤变（LSIL/HSIL）等

案例简介：宫颈癌作为妇科常见肿瘤，早期发现可以极高地提高治愈率。阴道镜检查在宫颈癌筛查中是一项重要检查，临床应用广泛。温州市人民医院联合相关研究中心和企业，以人工智能技术着力于提升阴道镜图像的识别准确率，辅助妇科医生提高阴道镜检查的宫颈病变检出率。目前研发应用阴道镜宫颈病变辅助诊断系统，基于图像识别及深度学习技术，集成了数万份阴道镜下碘染色图和醋酸染色图标注图像。该系统可以辅助医生识别宫颈病变 LSIL 和 HISL，辅助医生在阴道镜检查中进行活检采样。阴道镜辅助诊断系统目前在温州市人民医院建成应用示范项目，作为温州市妇科智能医疗的试点，自运行以来，在阴道镜的宫颈癌筛查方面给医生提供了有力帮助。

1. 案例背景

近年来，得益于数据驱动的人工智能范式的快速发展，人工智能技术开始大规模进入多种产业的实用领域。与此同时，医疗领域对人工智能的需求，为智能医疗的发展提供了重要的驱动力和广阔发展空间。以宫颈病变诊断为例，作为"两癌筛查"的一部分，筛查需求巨大，对发现 HPV 感染的病例一般需要转入阴道镜诊断，但能进行快速、准确诊断的医生数量不足；另外诊断行为多发生于基层，而基层医院具有合格能力的医务人员更为稀缺，即使采样样本是通过上送诊断，但取样的过程依然发生在科室中。所以，一个准确高效的智能诊断辅助系统，在诊断辅助、流程规范化、提高医疗服务能力输出、基础培训方面都有巨大潜力（图 5-47）。

温州市人民医院以人工智能技术提升阴道镜图像的识别准确率，辅助妇科医生提高阴道镜检查的宫颈病变检出率。目前研发应用阴道镜宫颈病变辅助诊断系统，基于图像识别及深度学习技术，集成了数万份阴道镜下的碘染色图和醋酸染色图标注图像。该系统可以辅助医生识别宫颈病变 LSIL 和 HISL，辅助医生在阴道镜检查中进行活检采样。阴道镜辅助诊断系统通过具有丰富经验的妇产科专家提供的样本学习阴道镜图像的特征以及"判断和分析"能力。在提高基层诊断水平的同时，其输出可为操作人员提供类似专家的诊断样本，有利于使用者在实践中学习训练，自我培训提高水平。阴道镜辅助诊断系统的开发部署，将在很大程度上有助于缓解专业阴道镜医生不足的问题。

阴道镜辅助诊断系统目前在温州市人民医院建成应用示范项目，作为温州市妇科智能医疗的试点，运行近一年以来，在阴道镜的宫颈癌筛查方面给医生提供了有力帮助。

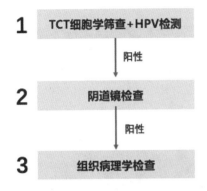

1 TCT细胞学筛查+HPV检测

↓ 阳性

2 阴道镜检查

↓ 阳性

3 组织病理学检查

美国妇产科医师学会推荐的筛查流程：

① 21～29 岁，推荐每3年做一次 TCT 检查，FDA 认为对于 25 岁以上的女性也可以单独做 HPV 检查；

② 30～65 岁，可以选择每 5 年做 TCT 和 HPV 联合检查，或者选择继续每三年做一次单独 TCT 检查，总之不建议单独做 HPV 检查；

③ 连续筛查未发现病变者，可考虑在 65 岁左右停止筛查，但要保证之前的三次 TCT 检查或者两次联合检查的结果是好的。

2009年，卫计委正式在国家层面启动"两癌"（宫颈癌、乳腺癌）筛查，近两年，整体发病状况有所改善。但我国宫颈癌筛查率依旧较低，其中农村地区筛查率为16.9%，城市地区筛查率为29.1%，即便是筛查情况较好的东部城市群也仅有31.3%。在欧美地区，这个数据为80%～90%。

图 5-47　案例背景

2. 案例亮点

宫颈病变的筛查、诊断主要遵循"细胞学 - 阴道镜 - 组织学"三阶梯诊断程序。其中阴道镜检查结果作为对初筛结果阳性的诊断依据，其检查质量好坏，直接影响到宫颈癌筛查的最终结果。阴道镜检是一种视觉技术，有赖于检查者严格的训练和丰富的经验。因而阴道镜的医师培训和经验非常重要。例如一个经过系统培训，具有丰富临床经验的阴道镜医师，镜下细微的异常，都会引起他 / 她的高度关注，直到找到那处早期、微小的病灶。而对于没有经过系统培训，并且临床经验较少的阴道镜医师，则可能忽视这处病灶。阴道镜辅助诊断系统可以复制专家能力，给经验缺乏的医生提供诊断辅助，提高诊断率。

同时由于阴道镜检查的时间短，留给检查医生的判断时间窗口小，通过阴道镜智能辅助诊断系统快速进行病变区辅助检测，可以提高医生活检取样的准确性，提高检查效率。

（1）创新点

1）全方位多模态融合智能疾病诊断与潜在关系挖掘：与宫颈病变检查相关的数据包括了患者主诉、病史、实验室检验结果、影像学检查结果等。以深度神经网络为核心，将结构化文本、非文本数据规范化并结合进来，用更综合、更完整的数据做出疾病智能诊断。

2）多任务模型：同一深度神经网络模型完成诊断、病灶检测等任务，提高了效率。同时整个系统和阴道镜诊断的全流程结合，从背景数据输入、不同染色状况的分别识别、初步风险等级分析（是否有必要进行采样），到最后的采样部位建议，每个环节都能发挥作用（图 5-48）。

3）和科室的阴道镜系统的低难度融合避免了对系统深度改造的同时又能完成预定的任务。

（2）数据类型：HPV 检测结果数据、TCT 检测结果数据（这两项都是多分类的结构化数据）、阴道镜醋酸染色图像、阴道镜碘染色图像、阴道镜绿光图像。

醋酸图+碘图联合诊断

1. 联合诊断

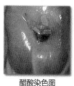　

　　　醋酸染色图　　　　碘染色图

> 醋酸图和碘图联合诊断模型，综合两种图像分析，为阴道镜检查医生提供更为精确的活检位置提示

2. 多模态识别

　　主诉：HPV（+）　　　　　　活检部位：

　　细胞学涂片：TBS-未见鳞状上皮内病变（NILM）

　　阴道镜诊断：宫颈鳞状上皮高级别病变

　　阴道镜图像：原始鳞状上皮；化生上皮；阴道镜检查不充分；Ⅲ型转化区
　　　　　　　　厚醋白上皮；碘不染色区

报告文本信息

> 多模态辅助诊断模型，综合图像结果及报告文本结果，给医生更为综合的辅助诊断提示

图 5-48　案例亮点

（3）难点：数据融合的多模态数据模型的开发，做了非常多的尝试和试验；提高诊断准确率的过程，通过不断补充样本、提供多种标注、网络模型改进共同实现；为和科室现有系统融合做的各种研发努力和人际交互设计。

（4）性能验证：通过在临床试用中，智能系统和专家独立诊断结果的对比来评判。

3. 应用成效

隐私保护和数据安全：对于通过公网访问的智能引擎系统，服务系统设计上的隔离机制——通过前置服务器，消除隐私数据，保证只有和个人信息无关联的非敏感数据才能离开医院。

医疗风险：系统遵守辅助诊断的原则，对任何结论和诊断报告的任何内容，都可以进行人工修改后提交，在修改选项上又遵循专科的经验，使用符合规范的模板，尽量减少误操作导致的错误结果。

系统融合：阴道镜 AI 所在的妇科科室，系统一般不会接入医院信息系统，导致数据往往沉积在本地，统一访问困难，具有典型的信息孤岛情况。此外，若要通过标准接口和阴道镜硬件融合，可能涉及第三方参与系统改造，费用庞大且速度缓慢。因此，医院直接跟踪操作系统上影像存储增减的情况，自动获取拍摄的照片，同时用 AI 系统本身识别不同类型的影像进行自动分类，避免了对系统深度改造的同时又减少了人工操作，有利于高效率推广。

目前阴道镜宫颈病变辅助诊断系统，以云端智能医生形式进行部署，可以和阴道镜拍摄工作站实现数据联通，在妇科医生进行阴道镜检查时可实时获取辅诊提示。系统架构上通过前置机中转，进行数据脱敏及网络隔离，实现院内院外网络隔离。GPU 计算服务器在云端部署，院内只要进行轻松部署即可，医院投入少，部署方便。

温州人民医院妇产科目前年阴道镜检查 2 000 多例，阴道镜 AI 调用次数超过 10 000 次，根据临床使用医生的反馈，在高级别病变区域的识别上，命中率达 85%。目前已经落地温州人民医院、温州市中医院 2 家三级医院、6 家温州区县医院及 1 家社区服务中心。

4. 专家点评

医院宫腔镜室主任何海珍："一是使用效果：阴道镜 AI 系统具备多模态宫颈、阴道病变识别功能，阴道镜二分类（判断有病／无病）敏感度 0.935，特异性 0.959。同时具备宫颈转化区的识别功能，建立多模态数据的宫颈活检定位，智能给出活检区域，该技术已经推广至基层医院及卫生院，快速提高了基层医院医生识别、判断及处理宫颈、阴道疾病的能力。二是使用方便程度：阴道镜 AI 系统界面可与阴道镜工作站界面同时出现，界面与阴道镜简洁小巧。而且可与阴道镜工作站嵌入式连接，10 秒即可输出 AI 辅诊提示，使用非常方便快捷。"

浙江大学医学院教授、博士生导师吴健："系统具有较高的完成度，覆盖了宫颈镜检的各类数据，并提供病变区域的多种可视化工具，在阴道镜检查中为医护人员提供切实指导。系统在实践中，在疾病程度判断、疾病位置判别的表现已经接近了妇科专家的水准，具有实践推广价值。希望在后续的发展中，能够重点发展对 HPV 感染造成的宫颈病变外的其他妇科疾病同步检测的能力，并进一步提升现有疾病的检测识别准确率。"

（二十二）影像拍片 AI 质控

应用单位：四川大学华西医院

涉及科室：放射科

疾病种类：肺部疾病

案例简介：X 线胸部拍片 AI 质控项目搭载在四川省质量控制平台，通过远程的图像质量控制实现 X 线胸部的智能质控，目前该项目已在四川大学华西医院落地应用。本产品属于应用项目，应用科室主要涉及放射科及体检中心。项目主要涉及机器学习、计算机视觉及虚拟现实、增强现实等人工智能技术。项目实施后共累计案例超过4 000 例，通过远程的图像质量控制实现四川中西部地区影像图像质量的"同质化"，实现基层医院影像质量控制符合大中型医院的要求，降低了大中型医院重复医疗的必要性，减少了患者的医疗费用，节省了就医费用支出。

1. 案例背景

传统的医学图像质量评价是针对胶片的评价，侧重于主观性评价，客观性评价采取抽查的方式，不能实现每一个患者图像质量的客观评价。同时，传统的评价方法是基于早期临床需求而制订的，早已不能适应临床医学及影像设备的发展需求。传统影像图像质量评价多以纸质形式发布，不能适应互联网发展需求，不利于其传播与扩散。总之，传统医学图像主观评价方法存在代价高、耗时长、实时性差、易受主客观因素影响、不能嵌入实际医学图像处理系统中的缺陷。

目前国内外尚未建立标准统一的医学质量标准评价体系,更没有形成普通的 X 线、CT 影像质量评价体系和 MRI 质量评价体系,因此本项目的研究内容均属于国内外首创,对于医疗影像质量的评价和医疗诊断质量的提高都具有重要意义。

随着数字图像处理的发展及图像在网络、多媒体系统中的广泛应用,对图像质量的准确评价在相关领域中的重要性日益凸显,易于使用的实时性图像质量评价方法的需求不断提升。基于云端平台影像的质量评价最直接的应用为计算机辅助诊断。建立医学影像数据库,有利于影像大数据分析,通过对云端数据库医学图像信息提取、分割及医疗影像大数据关联,实现医学影像图像质量客观评价,构建包括数字化 X 线成像、CT 成像、MRI 成像的医学影像质量客观评价体系;通过云端数据不断更新与数据统计分析,实现图像质量控制体系更新,实现系统自主学习功能。

中国特色的智能、深度化学习的医学影像图像质量评价体系更符合现在临床医学发展的需求。云端平台构建及与基层对接,实现基层影像图像质量的提高,达到真正进行远程会诊,避免医疗资源浪费,降低患者医疗费用,实现国家逐级医疗的目的。

2. 案例亮点

基于云平台的远程医疗影像质量评价体系研究与应用示范项目以远程医疗影像质量评价为核心,重点研究医疗影像的质量评价体系和质量模型的构建。项目以异构的 DICOM 网关技术为基础,实现不同厂商、不同设备、不同型号的医学影像的接入,实现基层医疗机构影像接入的标准化。其次通过基于 DICOM 标准 WADO 远程访问与传输技术,确保影像传输过程中的一致性和高效性。所有的影像数据上传至影像数据中心,为后续医学影像质量评价和远程影像诊断提供一致性的基础图像。对数据中心的各类存储设备进行统一的池化,形成统一的存储资源池,无缝在线增加存储资源。同时划分不同级别的存储资源和不同类型的影像标准库,再根据不同的应用需求,调阅不同的影像资源。通过大数据关联分析将不同类型医学影像评价指标体系在满足医学基本原则的基础上建立联系并形成特征网络,构建影像的质量评价模型。该模型可用于调用、匹配、分析、定位特征参数,实现图像关键信息的抓取、图像信息的匹配、图像的分割,为今后远程医疗影像质量评价和相关疾病的诊断、治疗及预后评估提供基础。最后通过远程医疗影像质量评价服务平台向基层医疗提供影像质量的评价服务并开展应用示范的试点工作(图 5-49 和图 5-50)。

该项目的创先性主要体现在以下几个方面:

(1)异构 DICOM 网关技术:异构 DICOM 网关技术为国内首创,系统可将当今不同公司、不同型号(如 SIEMENS、GE、PHILIPS、AGFA、HITACHI、TOSHIBA 等公司的 CT、MRI、DR、CR、DSA 及数字胃肠机)的大型医疗设备的数据通过 DICOM 网关集成到标准的网络环境中,实现网络通信,实现临床共享。

(2)医疗影像的质量评价体系研究:目前国内外尚未建立标准统一的医学质量标准评价体系,更没有形成 X 线、CT 影像质量评价体系和 MRI 质量评价体系,因此本项目的研究内容均属于国内外首创,对于医疗影像质量的评价和医疗诊断质量的提高都具有重要意义。

(3)医学图像质量评价体系的深度学习与自我更新:对云端数据库的补充,利于大数据统计分析,并实时与图像质量主观评价进行关联分析,实现图像质量控制体系的自主学习与

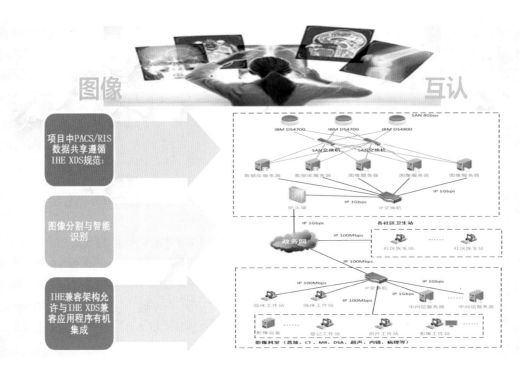

图 5-49 案例背景

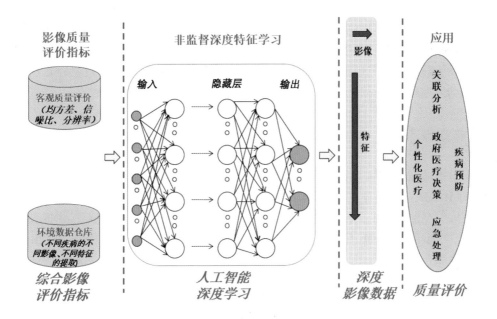

图 5-50 案例亮点

更新,区别于传统"永久性"图像质量评价体系。

(4) 医疗影像质量评价模型的构建:本项目的研究结果将填补国内相关领域的一系列技术空白,进一步推动行业加大技术研发投入,更加注重自主知识产权和自主开发能力,推动中国数字医疗健康信息产业从着重应用研究转变为基础研究与应用研究并重的研究方向,打破国外企业在行业的技术垄断,从而提升整个行业的国家核心竞争力,推动行业的可持续发展。

3. 应用成效

在胸部拍片 AI 质控的框架构建过程中,共研究 6 000 张正位 DR 胸片并进行模型训练,在模型训练前,模型会自动按照参数设定的 9∶1 数据比例分布,随机抽取数据分别组成训练集和验证集,即训练集数据量为 5 400 张,验证集为 600 张。

临床使用时可实现对 X 线胸部的客观评价。首先筛选出本文要研究的正位 DR 胸片,然后使用深度学习图像分割模型对左右肺野区域、左右锁骨区域和左右肩胛骨区域进行分割,便于进一步的深度学习分类模型研究和传统图像处理算法研究。依次使用了两个深度学习分类模型。首先使用深度学习四分类器实现了异物类型的判断,然后使用深度学习二分类器对体外异物的位置做出了判断。使用传统图像处理算法分别对耸肩倾角、体位偏移量和肩胛骨重合度进行计算,提供了对拍摄体位判断的量化依据。

本系统的所有数据均存储在院内。院内人员需要利用数据进行科研时,本系统可以将患者的隐私信息进行脱敏处理。本系统对图像质量进行评价的速度是人工无法比拟的,是人工评比速度的 1 000 倍以上,并且评价标准一致,具有一致性,准确率可达 90% 以上。

X 线智能拍片系统在科室的应用之后,明显提高了 X 线胸部的阅片效率,它具有客观评价及智能提示的能力,可以及时发现体表异物及提示体位设置问题。它的临床化应用具有重大的意义,特别是在体检检查中,X 线胸部检查可以更方便与快捷地对即时影像进行评价,预防了体检报告因放射检查而不能及时收到的问题。而且它还通过网络远程技术从"云"端自动抓取数据,自动进行图像质量评价,减少了质量控制的人工量。

4. 专家点评

南充市中心医院放射科主任母其文教授:"医学影像远程会诊是信息化发展下的必然产物,目前有很多地区都在做远程会诊,但是远程会诊一直存在一个弊端就是图像报告的互认。只有从根本上解决了图像质量互认的问题才能实现真正意义上的影像结果的互认。该项研究从医学影像质量控制出发,在图像质量上进行互认,为西南地区的影像报告互认奠定了夯实的基础。"

四川大学华西医院放射科主任宋彬教授:"该项研究在教学上特别是规范化培训学员上应用具有重大的意义。它可以及时提示学员在临床工作中 X 线胸部摄影达不到标准的原因,解决因临床经验不足而导致图像质量差的问题。X 线胸部是影像检查的最常见检查医嘱,智能地解决了临床最常见检查的质量控制问题。"

（二十三）影像智能诊断系统在肺部疾病中的应用

应用单位：重庆医科大学附属第一医院

涉及科室：放射科

疾病种类：肺部结节等疾病

案例简介：重庆医科大学附属第一医院于 2018 年 1 月部署使用了 CT 肺部疾病智能解决方案，该产品属于医疗影像人工智能产品应用系统，将人工智能中的图像识别技术和深度学习技术与医疗影像有机结合，通过计算机快速、精准识别影像中的病灶，对病灶的相关属性（大小、位置、密度、体积、性质与良恶性等）进行测量、计算，进一步对病灶做定性判断。该系统应用主要涉及放射科、呼吸内科、胸外科等科室医务人员，检测的疾病种类包括肺结节、肺癌等。经过近两年的学习和适应，CT 肺部疾病智能解决方案逐步融入到放射科与临床医生的日常诊断工作中，平均每天接受处理 120 套左右 CT 数据，包括重庆医科大学附属第一医院本部、金山分院及其他分院的体检病例。使用一年多的时间内，一共预测 44 000 余例胸部 CT，使用率稳定在 80% 左右。该院阅片流程由传统的医生独立阅片模式转变为"医生 + 人工智能"双向阅片模式。在使用效果方面，根据与医生阅片的速度进行调查对比，由系统辅助人完成 CT 的诊断工作可以提升 CT 流转效率超过 3 倍；通过对比使用前后的结节检出率，特别是容易忽视的浅淡磨玻璃结节检出率，肺部疾病智能解决方案表现出很高的敏感度，在很大程度上帮助医生找到容易被忽视的微小病征，有效降低了漏诊误诊率，并以准确阅片为前提，使该院阅片效率明显提升。

1. 案例背景

医学影像在现代医院临床诊断中占有高达 70% 左右的权重，而精准医疗的目标也令很多临床治疗工作越来越多借助于医学影像的引导。我国放射科医生总数约为 8 万，而每年的影像诊断需求在 14.4 亿左右。随着健康意识的提高和国家医疗设备的投入，近年来影像诊断需求的增长率都保持在每年 30%。然而，由于培养放射科医生的成本很高，每年放射科医生增长速度仅在 4.1%。放射科医生产能不足、分布不均匀的问题在中国非常突出。

在放射科医生日常工作中，医学影像（CT、DR、钼靶、超声等）的筛查是一件具有挑战的任务，其原因主要集中在：①病灶（结节、钙化等）不容易被发现：具体可表现为数量、位置、形态等；②高压工作状态下，人为疲劳造成的漏诊；③低年资医生对影像及病灶（包括结节、钙化等）的识别能力有限，同样会造成漏诊或误诊情况发生（图 5-51）。

深度学习技术作为最近几年人工智能最热门的研究领域，已成为全世界关注的焦点。在医学领域，深度学习也逐渐成为研究者们分析大数据，尤其是医学影像的首选方法。以深度学习技术为核心构建智慧型医院，让人工智能进一步赋能医疗诊断，占领医疗 AI 制高点，

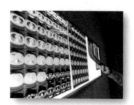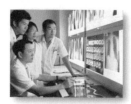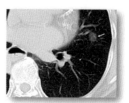

迅速增长读片工作量　　　　有限数量放射医生　　　　细小病变易漏诊

1.25mm层厚　　　　　　　　影像数据增幅：30%　　　　形态多样
300层肺窗　　　　　　　　　放射科医生增幅：4%　　　　性质多样
120个患者，3.6万层/天　　　　　　　　　　　　　　多发结节

图 5-51　案例背景

将大大提高医生的工作效率与诊断质量，同时将产生巨大的社会效益与经济效益。

为医院一线员工减负。利用 AI，影像科医师将看一个患者的时间减少一半以上，让医生有时间看更多患者、做更多科研，或者减轻他们的劳动强度。临床内科、外科用 AI，可以提高他们的业务水平。

通过 AI 辅助质控，进而采取恰当的药物治疗或手术治疗，有利于精准医疗，并以此增加科研课题和发表论文数量、提高论文质量。提高医院业务量，加快病床周转效率。

符合国家及卫健委提出的疾病早诊、早治方针，为百姓造福。早期诊治患者，提高患者的生存时间和生存质量。同时节省医保费用，为政府和医院分忧。

减少医院误诊漏诊，减低医疗纠纷及赔偿。并打造名医、名科、名院，增加患者对医院的信赖和黏附度。

同时，国家相继出台一系列支持人工智能发展的政策，作为新一轮产业变革的核心驱动力。习近平总书记指出："人工智能是引领这一轮科技革命和产业变革的战略性技术，具有溢出带动性很强的'头雁效应'"，"加快发展新一代人工智能是我们赢得全球科技竞争主动权的重要战略抓手，是推动我国科技跨越发展、产业优化升级、生产力整体跃升的重要战略资源"。中美之间也在 AI 领域开展全面的竞争，医疗 AI 是其中重要的一块。中国的人工智能发展进入新阶段。

不管从临床诊断与治疗的业务需求上、还是技术发展成熟度以及国家政策的支持与发展战略上，将人工智能技术应用到智慧医院建设，促进医疗诊断朝着智慧化、创新化、科技化转变，都已经具备实践应用的可行性，将成为今后智慧医院发展的必由之路。

2. 案例亮点

本项目采用的 CT 肺部疾病智能解决方案，基于领先的深度学习技术，与最有影响力的医院深入合作，利用深度学习算法结合海量、高质量、源源不断的临床医疗数据训练和优化人工智能模型，建立多病种智能筛查模型，建立人工智能辅助质控"云流程"与数据交付模式，自动识别医疗影像上的病变，辅助医生工作。使用深度学习算法自主建立医学深度人工智能解决方案，为国内外顶级医院提供深度人工智能运算集成平台。深度学习平台集成深度学习核心算法与功能，包含超过 50 种深度学习业界最前沿的核心算法，以最强大与稳定的 GPU 运算能力,每秒处理和运算超过 100 张高清医学影像数据,可以利用集成好的算法合并、拼接定制化最符合实际应用场景的模型,最大程度地满足实际场景的应用需求。

医学领域本身是一个技术高度密集型的行业,在融合 AI 的跨界应用中,需要大量经过病理检验的数据,且需要医学领域的专家进行数据标注、质控,这些对数据质量与标注质量的要求都是其他行业无法比拟的。同时,在产品研发过程中,也面对着"金标准"的建立、模型的鲁棒性、临床验证等问题,需要在多个环节进行严格打磨(图 5-52)。

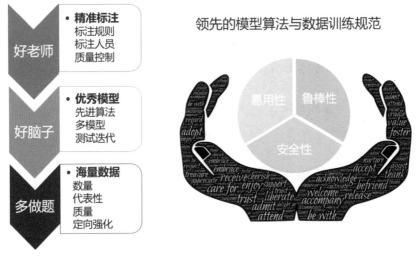

图 5-52　案例亮点

本项目采用的 CT 肺部疾病智能解决方案在训练过程中,采用符合 DICOM3.0 标准的胸部 CT 图像,包括腹胸连扫、头胸连扫等多种类型的数据,覆盖多个 CT 设备厂家,从 16 排至双源等低、中、高端设备及各种成像算法,最大程度地满足各种应用场景的需要。并在产品与模型优化中形成正反馈机制,持续优化系统性能。主要包括如下措施:①大测试集测试,覆盖所有设备、层厚、成像算法等;②针对医院维护特殊测试集并定期更新,更新模型前单独测试;③在产品使用过程中,埋点统计,收集 bad case,针对性优化算法。

3. 应用成效

个性化的定量治疗方案,对临床指南有更好的指导意义,从而真正做到造福于医生、造福于民。CT 肺部疾病智能解决方案部署后,达到了如下效果:

结节检出率明显提升,并达到如下应用性能:①肺结节检出:6mm 以上敏感度为 99.99%;3mm 以上敏感度为 90%;②结节测量误差小于 10%;③结节分类准确性在 80% 以上;④肺叶肺段定位准确率在 98% 以上;⑤结节良恶性预测准确率在 90% 以上。

精准医疗:CT 肺部疾病智能解决方案以高效、精准的微小病征检出能力,用于肿瘤分期检查中的原发肿瘤部位、大小及数量,淋巴结受累情况,是否存在转移病灶、转移筛查等,满足各种场景的精准医疗临床需求。

辅助质控:本项目肺部疾病智能解决方案很好地扮演辅助质控的角色,不受任何客观因素,如疲劳、情绪、经验的影响,确保医师高效、准确地检出及诊断病征。

疗效评估:基于 RECIST 标准的疗效评价,CT 肺部疾病智能解决方案全面提升疗效评价的手段,通过 AI 实现自动测量病灶的长径或体积,为临床提供更多的参考指标,动态观察病灶的变化,如体积、成分变化、变化趋势等。

减少医疗纠纷:医疗纠纷造成的直接损失,包括医疗赔偿、人事费用,间接损失无法估计,其中包括口碑下降,门诊下降所造成的费用。以实际的临床调研平均漏诊率 6.83% 为例,采用 AI 系统降低漏诊后,按每日门诊量 100 人次来算,每年可减少医疗纠纷经济损失约 250 多万元。

开展特色诊疗:CT 肺部疾病智能解决方案帮助该院建立特色门诊与一站式医疗服务,以专家联合会诊的方式确保医生高效、准确地检出病灶;以精确的病灶分期,制订最佳的诊疗方案,通过开展特色门诊提高医院口碑与学术地位。

经济效益:经过临床实践证明,CT 肺部疾病智能解决方案在确保准确率的前提下,将医生诊断效率提升 30%~50%。同时,系统上线后,患者回院复查的人次逐步提高,初步统计有 20% 的增长量。以该院胸部 CT 平扫 200 元 / 例计算,同期相比,月平均随访 / 复查病例增加 1 256 例,患者复查产生的经济效益为 26 余万元,年效益增加约 312 余万元。

社会效益:CT 肺部疾病智能解决方案可以实现精准早期肺癌筛查并采取积极的治疗,大幅度提升患者治愈率和生存率,令患者为家庭和社会创造更多财富;并大幅度减少社会和家庭医疗负担,降低医保费用支出。

此外,在该产品实际临床应用过程中涉及的患者隐私保护、数据安全方面,本项目完全遵循国务院办公厅及卫生健康委对健康医疗数据保障的要求,对于涉及患者绝对隐私的数量庞大的医疗数据,该院以"医疗数据不上公有云,患者信息不出院"为主旨,在搭建人工智能应用之时采用本地服务器,并且对数据脱敏预测的方式进行本地安装,保证患者信息的安全性;对患者个人健康医疗信息进行严格管控保护,坚决不会公开或泄露。

在医疗风险控制方面,该院制订了严格的人工智能应用、使用规范与流程。目前,人工智能还是以模拟人的知识为主,该院采用的人工智能系统尽管在检出率和准确率方面有较好表现,但其暂时无法代替医生完成全部工作,在应用该系统时,医生需要对筛查结果进行进一步的确诊再给出诊断报告,采用人机结合的方式进行最精确的诊断,避免系统出现意外故障造成误诊的风险。

本项目 CT 肺部疾病智能解决方案主要与该院 CT、DR 等医疗影像设备及 HIS、PACS、RIS 等信息化系统通过医院内部局域网互联,形成一体化工作流程,工作与数据传输流程如图 5-53 所示:

本项目实施后,重庆医科大学附属第一医院在相关厂商的配合下,相关 AI 应用模块逐步融入到 PACS、RIS 及重庆医科大学附属第一医院的工作流中,AI 智能解决方案、智能随访等功能为医生、患者提供快速、准确、高效的诊疗服务,为人民群众的身体健康提供及时的保障。

在具体的数据对接与工作流方面,AI 智能解决方案服务器主动在 RIS、PACS 数据库中通过数据库的定时查询功能检索当日产生的数据,并根据查到的相关患者基本信息,通过数据库中该患者关联影像的存储路径读取 DICOM 影像到 AI 智能解决方案服务器进行智能分析、报告。CT 肺部疾病智能解决方案与 PACS、RIS 的数据对接流程如图 5-54 所示:

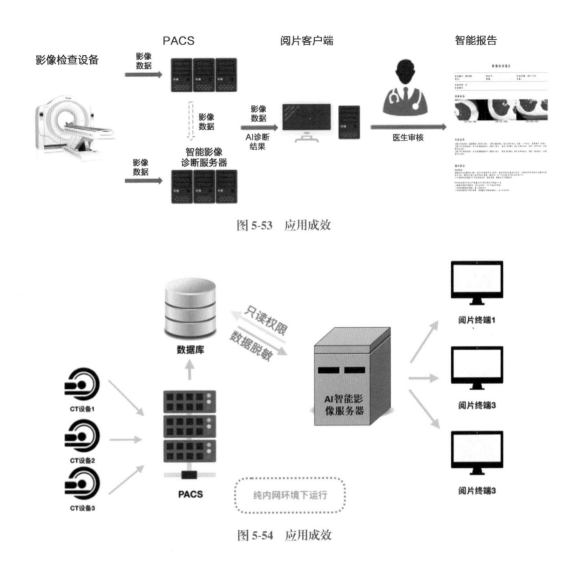

图 5-53　应用成效

图 5-54　应用成效

　　AI 智能解决方案将分析后的结果推送到医生阅片终端,或者医生阅片终端主动调取 AI 智能解决方案的分析结果,从而完成 CT 影像的辅助质控,为医生报告做辅助参考。

4. 专家点评

　　中华放射学会候任主任委员、上海长征医院放射科主任刘士远:"我们很欣喜地看到,基于深度学习的影像产品已经落地,人工智能在医院已进入'正在进行时'。随着人工智能产品的进化,提高医生工作效率和工作质量,给予医生更多便利,必然是未来的发展方向。"

　　中国医师协会放射医师分会会长、首都医科大学附属北京友谊医院副院长王振常:"人工智能潮流我们必须迎上去,医学影像必须跟 AI 密切结合,走一步是一步。影像科室一直在招人,也永远缺人,所以人工智能的确是医生的好帮手,应用 AI 可以解放医生,提升效率,减少医生的劳动,也是目前医学影像 AI 应用积极的一面。"

（二十四）智能阅片浏览器——基于人工智能的肺结节检测

应用单位：吉林大学第一医院

涉及科室：放射科室

疾病种类：肺结节等疾病

案例简介：基于人工智能的肺结节检测，作为 PACS 的核心模块之一已经在吉林大学第一医院放射科落地应用。本产品属于产品应用项目，应用科室为放射科、疾病种类目前包括肺结节的检测、涉及深度学习、大数据等相关人工智能技术。通过该系统的建设，达到了无需改变放射医生日常工作流，在 PACS 中使用人工智能技术检测肺结节的效果。

1. 案例背景

肺癌是世界和我国发病率及死亡率最高的恶性肿瘤，早期诊断和早期治疗能极大地改善患者的预后。在临床实际工作中，肺部 CT 在肺癌的筛查、诊断、鉴别诊断及疗效评估中发挥着重要的作用。肺部 CT 的检查量和诊断需求日益增加，阅片的工作量不断增多。临床一线诊断医生阅片耗时费力，在高强度的工作中难免会导致医生的漏诊。

医疗影像人工智能系统在实践应用中，可以辅助医生降低工作强度和漏诊率，提高诊断准确性，但这些影像诊断人工智能产品在医院的状态往往是单独存在，未能真正地融入医生的工作流中，医生需要额外的工作来熟悉该系统，无疑增加了学习成本，使得在使用过程中仍存在着一系列问题（图 5-55）。

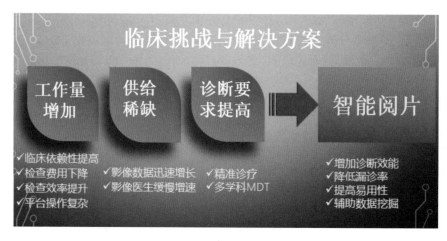

图 5-55　案例背景

2. 案例亮点

在肺结节检测模型的构建过程中,充分运用了以下几方面的设计思想和技术手段来让本项目效果更佳精准和实用(图5-56):

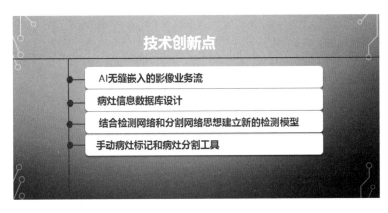

图5-56　案例亮点

(1) AI 无缝嵌入的影像业务流设计:① AI Server 快速精准获取所需影像数据;②影像医师快速获取 AI 检测结果及便捷交互的设计;③影像医师确认的病变信息直接进入影像报告;④影像医师确认后的病变信息转换为隐式标注,供 AI 模型迭代演进。

(2) 病灶信息数据库的设计:①以肿瘤疗效评价标准 RECIST1.1 为指导;②兼容 AI 检测结果,医师手动标记病灶及隐式标注的结构化病灶信息存储;③以患者为主线的多期病灶信息对比。

(3) 结合检测网络和分割网络思想建立新的检测模型:①数据插值成各项同性;②使用图像处理知识及形态学操作提取感兴趣肺部区域;③基于检测网络 Faster-RCNN 和分割网络 U-net,生成肺结节概率图谱;④基本 block 采用 ResNet 来防止深度网络造成梯度在 back propagation 的过程中消失;⑤引入负样本的对抗网络提高检出率;⑥引入假阳衰减网络去假阳;⑦使用 Batch Normalization 和 Dropout 防止过拟合。

(4) 手动病灶标记和病灶分割工具研发:①用中心点和最大径的方式标记病灶;②开发磁性套索手动交互分割工具(LiveWire 算法);③为了进一步提升模型检测的精准度,本案例实施前使用吉林大学第一医院积累的数据进行定制化训练,以获得满足该医院需要的高精度模型。

3. 应用成效

放射科技师完成影像扫描后,肺结节智能推理服务会自动将符合条件的数据进行推理,并将推理结果保存到 PACS 存储中,当放射科医生进行阅片时,在智能阅片浏览器中会自动将推理结果展现在医生面前,医生根据病灶情况进行勾选、填写报告。依托 PACS 产品将人工智能的肺结节检测直接融入到放射科日常工作影像诊断流程,具有可操作性,为诊断医生广泛接受。

医院使用系统半年,肺结节检出率明显提高,评估时间也从每位患者10分钟减低至1~2分钟。换言之,系统1个月平均可为阅片的医生节省约800小时工作时间。

本系统的所有数据均存储在院内。同时院内人员需要利用数据进行科研时,本系统可以将患者的隐私信息进行脱敏处理后为科研做好数据准备。

4. 专家点评

吉林大学第一医院放射科张医生:"智能阅片浏览器可以针对日常工作中的胸部CT患者自动进行AI预处理,我们不需要进行任何额外的操作,在阅片时就可以直接看到AI自动检测的结果,在诊断过程中减少了操作,降低了我们的工作强度,节省的时间可以用于做更多其他有价值的工作。目前,肺结节检出率的特异度和敏感度都比较好,在个别特殊病变识别错误时,可以通过手动修正的方式,保存的结果能让AI模型继续学习。"

(二十五)肿瘤放疗感兴趣区智能勾画系统

应用单位:中国医学科学院肿瘤医院

涉及科室:放射治疗科

疾病种类:鼻咽癌、乳腺癌、肺癌、直肠癌等

案例简介:2018年6月,中国医学科学院肿瘤医院放疗科已率先将人工智能应用于放疗临床,实现肿瘤靶区和危及器官的智能勾画,能够为广大肿瘤患者提供更加高效和精确的放射治疗服务。使用放疗智能勾画系统,不到3分钟就在系统中自动完成了肿瘤靶区和危及器官的勾画。在系统启用以前,医生是在计划系统上基于CT影像对靶区和器官进行手动勾画,对同样一个患者大约需要花费60~80分钟的时间。该套智能勾画系统由中国医学科学院肿瘤医院放疗科采用人工智能中的深度学习方法,利用大量已勾画靶区和危及器官的患者数据,训练深度学习网络模型,然后用模型来完成新患者靶区和危及器官的自动勾画。目前,这套系统已实现直肠癌、乳腺癌和鼻咽癌三个病种智能勾画的临床应用。今后还将陆续应用到其他肿瘤。

1. 案例背景

本项目从当前精准放疗的实际需要出发,充分利用中国医学科学院肿瘤医院拥有的优质大数据资源,结合医院专家多年学术成果和临床经验,搭建人工智能平台,研发智能放疗系统以实现靶区与正常器官自动勾画,旨在减轻医生和物理师的工作量,规范放射治疗计划中的靶区与器官勾画。将先进的放疗经验,通过深度学习建立专家模型的方法快速且广泛

地传递给医疗水平相对落后地区,以期使用深度学习的算法改善医疗水平的不均衡现状,提高全国的肿瘤控制率(图5-57)。

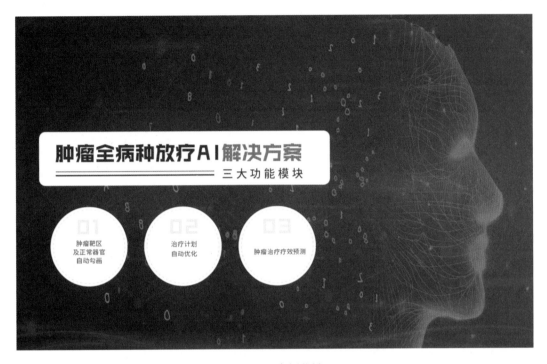

图 5-57　案例背景

作为癌症治疗不可或缺的手段,放射治疗技术需要不断开拓创新,以取得重点突破,提高治疗的精度和效果。当前放射治疗技术存在的问题有:①医学是一门循证科学,患者就医过程中会产生大量病案数据,尤其在肿瘤放射治疗领域,检查、诊断和治疗都会产生大量影像和治疗数据。现有放射治疗数据的大量、分散且非结构性存储的特点,使其难以直接应用;②精准放射治疗首先要求精准地确定放疗的靶区和需要保护的危及器官,并设计准确的治疗计划,任何疏忽导致的微小误差都会使照射发生重大偏差,导致治疗失败,甚至并发症的发生;③在现有放疗过程中,需要临床医生手动勾画复杂且繁多的治疗靶区和危及器官,由于每个人的临床经验和知识水平不同,勾画的治疗靶区和危及器官相差很大,同时也会花费很多的时间。此外,国外已有多项研究表明,同一病例在不同地区的医院由不同的物理师设计治疗计划,其质量差异很大。在中国,各级医院放疗水平参差不齐,极大地影响了技术落后地区的肿瘤控制率。

解决这些问题的必要性在于:①放疗自动化系统能够规范放射治疗计划,通过专家库大数据,将大医院经验传递给技术落后地区,提高落后地区放疗技术水平;②基于大数据和深度学习的放疗自动化系统首先要开发云平台,云平台能够将过往优秀的数据导入、筛选和结构化存储,为基于大数据的深度学习算法开发提供专家数据;③放疗自动化系统能够自动勾画靶区和完成放疗计划,亦可对人工勾画的靶区和设计的计划进行质量控制,避免人为疏忽导致的问题。自动完成的放疗计划预示了该患者计划能得到的一个相对较优解,如果人工计划不能优于自动完成放疗计划,物理师需要寻找差距,进一步调整计划以获得更好质量的放疗计划。该系统能够提高放射治疗的精准性和可靠性;④研发放疗智能系统,通过自动勾画和自动计划系统,不仅能减轻医生工作量,规范放射治疗计划中的靶区勾画和计划设计,同时可以将先进的放疗经验,通过建立专家模型的方法快速且广泛地传递给技术落后地区,同时也对计划质量提出了最低要求,临床应用计划质量至少不能差于放疗智能系统自动完成的计划,从而提高全国的肿瘤控制率。

2. 案例亮点

卷积神经网络算法在处理医学影像方面有其优势,使用二维的深度扩张卷积神经网络模型并用于分割靶区和危及器官,它能够实现每个像素点标签分类,如图 5-58 所示,它可以实现靶区和危及器官在每一张 CT、MR 或者 PET 影像上的分割,其算法原理如图 5-58。

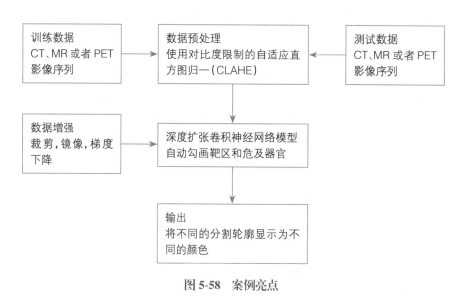

图 5-58 案例亮点

课题组基于深度学习算法,进行自动勾画模型的训练和验证,并建立了自动勾画算法平台,与临床现有计划系统进行接口开发。同时不断输入新的数据,对算法进行更新迭代,调整参数以获得更精准的预测结果。需要购买搭载专业级别计算显卡的服务器,以提升训练和预测效率。

项目的创新点在于:①目前没有将卷积神经网络技术应用于 CT、MR 或 PET 多模态影像的放射治疗靶区的自动勾画,本项目是将卷积神经网络技术应用于靶区和危及器官的勾画和自动计划的积极尝试;②对比度限制的自适应直方图归一(contrast-limited adaptive histogram equalization,CLAHE)算法用于影像数据的预处理,它可以提高局部反差,有效减少图像中的噪声干扰;③多路径的扩张卷积过滤器用于直接处理原始的影像和结构数据,和传统卷积神经网络技术相比增强了分割精确性;④本算法对个体差异例如身材差别,年龄等不敏感,算法可以通过学习已有的专家库病例信息,训练好模型,处理不同的输入影像并获得一样优秀的结果(图 5-59)。

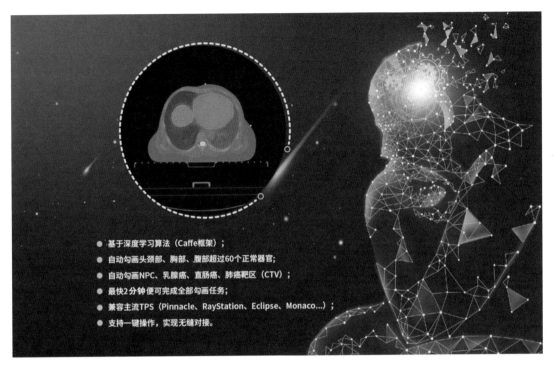

图5-59　案例亮点

3. 应用成效

该系统实现肿瘤靶区和危及器官的智能勾画,无缝接入现有的放射治疗流程,不改变工作流,大大提高工作效率,服务器放置于医院内部,只接入内网,和外部没有交互,能够辅助医生为广大肿瘤患者提供更加高效和精确的放射治疗服务。

使用放疗智能勾画系统,不到3分钟就在系统中自动完成了肿瘤靶区和危及器官的勾画。在系统启用以前,医生是在计划系统上基于CT影像对靶区和器官进行手动勾画的,对同样一个患者大约需要花费60~80分钟的时间。

从2018年4月科室开始对这个系统进行试用和评估,6月7日正式投入临床使用,已达到较为成熟阶段。目前医生使用该系统服务的患者数量约有2 200人。

可以通过放疗智能勾画系统将专家的智慧结晶带到全国各个地区、各级医院,为不同层级的放疗单位开展标准化临床服务提供技术支持,同时也可以用于临床教学,响应国家分级诊疗政策的实施。

4. 专家点评

中国医学科学院肿瘤医院放疗科陈波医生说起在临床工作中使用该系统的切身体会:"这个系统的应用对提高医生工作效率非常明显,比如鼻咽癌,一个熟练的医师需要五六个小时进行人工勾画,而使用这套系统后加上医生修改的时间大约只需要 2~3 小时,至少可以节省一半时间;再比如乳腺癌,人工勾画大约需要 1 小时,使用该系统医生大概需要 10 分钟左右就可以完成工作,而且医生仅需要进行细节调整,预测结果已与实际相差不大。"

中国医学科学院肿瘤医院放疗科主任李晔雄说:"目前,我国放疗人才稀缺,放疗患者的诊疗需求巨大,这套系统能够在资源有限的情况下,满足更多的肿瘤患者放射治疗需求,同时能够提供高质量的精确放射治疗。去年放疗科收治患者大约 6 300 多例,医生处于高负荷工作状态,这套系统将助力医生腾出更多的时间和精力为患者服务。"

六、卫生事业管理智能化案例

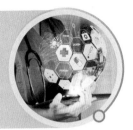

"卫生事业管理智能化"案例主要关注公共卫生管理、医院管理、分级诊疗、医患沟通、人文关怀等的智能医药卫生监管系统,例如患者随访、护理质量管理等。

本书收录此类优秀案例 5 个,涉及科室包含消化内科、眼科、肿瘤科、肾病科、介入科及健康管理等。覆盖疾病包括肺部、心脑血管、眼科等疾病。案例主要以健康大数据管理为主,提升了医院管理水平或支撑分级诊疗的效果。

(一) 基于远程语音体征监测机器人的健康管理系统

应用单位:镇江市第四人民医院(镇江市妇幼保健院)

涉及科室:信息科、临床科室

疾病种类:居家健康常见疾病

案例简介:基于远程语音体征监测机器人的居家健康管理系统,目前已经在镇江市第四人民医院及镇江市辖市区内 50 多个社区落地应用。本产品属于产品应用项目,目前主要应用在妇产科。涉及本体知识库构建、知识图谱、语音体征采集等相关人工智能技术。通过该系统的建设,解决妇幼家庭健康管理的困扰,通过远程语音机器人监测居家居民的健康体征数据,上传存储于卫生健康管理机构,衔接居民健康管理中心、各级医疗机构、社区卫生服务中心、居民及行政主管部门,实现居民健康管理信息的居家采集、转换、上传、存储与加载,形成统一存储管理的个人健康数据中心,同时融合个人医疗康复数据后形成个人健康管理档案。语音功能替代人工进行健康教育与健康随访工作,实现个人健康管理信息系统的互联互通与数据共享。现系统注册的孕产妇超过 16 000 人,点击量超过 510 万,服务约 50 个社区。

1. 案例背景

自"十三五"规划中明确提出大健康概念后,人们对医疗保健的需求发生了质的变化,但是在智慧妇幼保健医疗领域存在着以下几方面痛点与需求:

一是育龄女性工作、生活压力较大,高龄的孕产妇数量逐年增加,孕产期危险因素升高,都对母婴健康形成新挑战。妇幼保健资源正面临着供需失衡的状态,我国大城市妇幼保健院机构人满为患,基层妇幼保健机构却因能力有限而无人问津。通过人工智能辅助诊断手段,可提高基层医疗机构基层医生水平,缓解医疗资源的紧张现状。

二是信息传播极为多元化、碎片化,如何将权威的科学备孕、围生期保健、预防出生缺陷,以及婴幼儿健康喂养的科学知识传递给孕产妇,还需要改变、改善传统的妇幼保健服务方式。

三是信息"孤岛"现象严重,缺乏统一的应用平台。大量的妇幼诊疗、保健数据分散在各级医疗机构、社区、计划生育等部门,现有信息系统也大都是离散的、垂直的业务系统,智能化、信息化水平还不够高,医疗资源的整合和共享,难以得到充分的展现。

四是现有应用体验差、用户依从性低,目前新技术层出不穷,行业应用也是五花八门,但其应用效果,还是差强人意,主要的问题还是用户体验不够理想,往往理论所说的与实际使用效果相关甚远,因此急需一种创新应用来改善这一现状。

本项目注重从改善用户体验入手,通过重新封装形成良好体验,建设主要面向备孕、怀孕、待产、生产、产后康复的妇女开展健康服务,通过语音技术实现语音体征采集、语音交互实现孕前、孕中、产后的健康状态监测、健康知识宣教、跟踪随访、量表评估及居家陪护等全过程远程居家健康管理服务。

2. 案例亮点

(1) 本体知识库 OWL 构建技术:在健康管理系统本体知识库的构建过程中,收集相关权威医学知识(健康教育、营养处方、运动处方、血糖标准、并发症等),并结合医院近 20 万份电子病历数据,运用信息抽取技术结合医学领域特征对文献进行关键词提取、概念关系抽取,运用本体构建技术将信息以本体的形式存储,并构建概念间的规则,通过推理机智能推理,以此构建本体知识库(图 6-1)。

(2) 语音识别体征录入技术:通过智能语音机器人中转实现血压、心率、体重、体温、血糖等基础个人健康体征数据的采集、识别、清洗与上传存储,实现体征数据的语音化录入,解决居家或远程管理时基础体征数据难获取、体验差的困局。突破以往居家远程监测前端数据获取难的不足,解决传统的蓝牙连接匹配困难,设备、型号、版本互不通用的缺点,实现不同健康体征设备统一数据上传,提升用户体验,使健康管理机构管理效果与居民健康保证得到提高(图 6-2)。

(3) 健康状态智能辨识技术:居民自助测量体征状态,通过设备播报或由被测者语音复述体征值,经过机器人语音识别,进行数据采集、清洗、采样、转换、加载并上传至个人健康档案,系统将个人体征数据与健康模型阈值进行匹配辨识,自动判别体征数据的差异,并给出不同可能的健康状态,进而提供建议方案供测量者进行健康管理参考,或作为选择就医的依据。实现健康状态的预测、预警功能(图 6-3)。

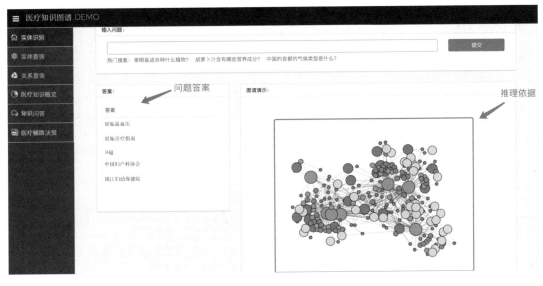

图 6-1 案例亮点

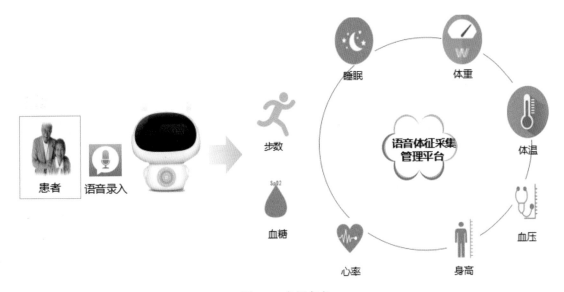

图 6-2 案例亮点

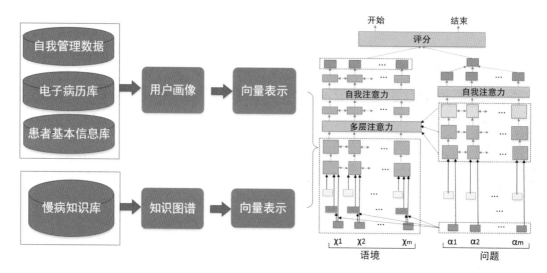

图 6-3　案例亮点

（4）精准知识推送技术：通过云平台与大数据技术，将老年保健知识、慢性病保健知识、妇幼保健知识及常见病健康管理等集中云部署，实现知识互通与共享服务。通过对接院内信息系统及患者在平台上的使用信息等为患者画像，基于临床医学知识库和宣教知识库，应用智能计算引擎，运算出患者对宣教、随访、就医提醒等的需求，实现自动化、场景化精准推送（图 6-4）。

>>> 妇幼知识库构建及智能推送服务

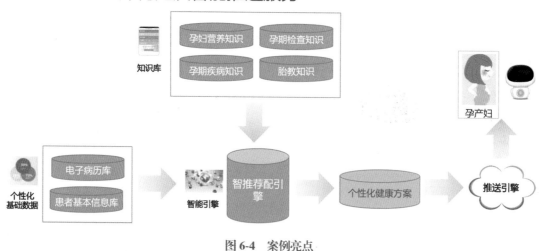

图 6-4　案例亮点

3. 应用成效

通过 AI 自然语言处理等技术，形成医疗概念 40 余万个、术语 150 万个、实体关系 350

万条。从场景应用的角度来看,用户居家时就能够远程提交体征数据,解决了前端数据获取困难的问题。

　　该系统上线使用半年,用户可随时录入体征数据。系统注册用户达到了 16 000 多名,用户点击量已达到了 510 多万。

　　体征数据收集更加简便,从原先录入体征需要 15 分钟,缩减到现在只需要 8 分钟,提升效率将近达 100%。

　　本系统的所有数据均存储在院内。同时若院内人员需要利用数据进行科研,本系统可以将患者的隐私信息进行脱敏处理(图 6-5)。

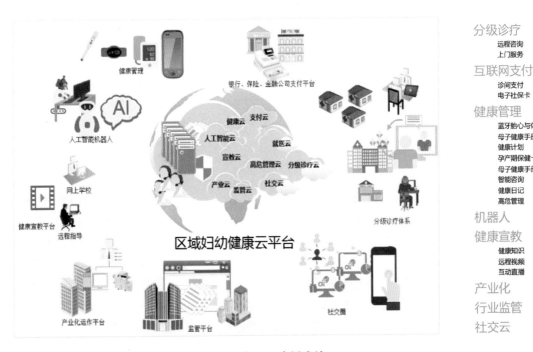

图 6-5　应用成效

4. 专家点评

　　省内专家验收组对项目进行阶段性验收时对项目实效给予充分肯定:"互联网 +"人工智能妇幼健康服务推动了妇幼保健与延续护理服务模式改变,促进医疗保健资源的高效利用,让更多优质服务延伸至社区、家庭以及孕产妇个人,提升孕产妇妊娠体验,保障孕产期安全,推动妇幼事业健康发展。

（二）江苏省人民医院患者病情随访中心

应用单位：江苏省人民医院

涉及科室：肿瘤科、介入科、肾内科、胃外科、质检科

疾病种类：肺癌、胃癌、肾病综合征、介入治疗、心脏支架手术等

案例简介：江苏省人民医院随访中心 AI 智能随访，目前已经在江苏省人民医院落地应用。本产品属于产品应用项目，应用科室涉及介入放射科、肿瘤科、普外科（胃病区）和体检中心；疾病种类包括肺癌、肝脏肿瘤、肝血管瘤、胆道疾病、主动脉夹层、肾动脉狭窄等；涉及 AI 等相关人工智能技术。该系统通过智能电话、应用 App 等途径辅助医护人员完成医院随访、满意度调查、复诊提醒、慢性病管理等工作，从而大幅度减轻医护工作量。

1. 案例背景

目前，几乎每所医院都进行着出院随访工作，包括医院的满意度调查，院级随访抽查，护理满意度调查和不同专科科研的随访调查。目前，医院随访的途径主要包括电话、互联网问卷、短信、信件、邮件和门诊面访。医院中的随访工作内容非常广泛，包括与护理相关的护理满意度调查、与医疗相关的医疗满意度调查、与医院管理相关的患者对医院满意度调查，另外在医院中临床科室较为重视对各种疾病科研相关的随访工作。由于目前的随访大多数是由科室部门之间独立进行的，有时同一个患者在出院后可能会多次收到来自护理人员、医生、职能部门等的随访电话或者短信。增加患者对医院随访的反感程度，降低医院随访的质量和应答率水平。而且在大多数医院，这些随访工作并不是由非医疗相关的专设人员完成的，而大多是由医护人员来完成的，任务繁重。这给医疗工作负担本身就很重的医护人员带来了更多负担，大大消耗着他们在医疗方面的时间和精力。医护人员资源短缺的问题在我国一直存在，繁重的工作不断影响着医护人员的身心健康，迫使部分医护人员辞职转行。在这种情况下，如何在保证随访效果的前提下简化医院的随访工作，无论对医院、医护人员还是患者来说都是十分迫切的需求（图6-6）。

2. 案例亮点

本案例拥有智能辅助互动、智能辅助判断、智能辅助处理引擎，集合深度学习、大数据处理、语音合成、识别、分析等技术，通过电话、应用 App 等途径辅助医护人员完成医院随访、满意度调查、复诊提醒、慢性病管理等工作，从而大幅度减轻医护工作量。患者在家可通过手机、智能音箱、智能机顶盒等工具播放接收到的内容。主要技术特点如下：

（1）知识图谱：基于核心大数据处理技术，通过 3 000+ 疾病随访过程的学习，50+ 慢性病

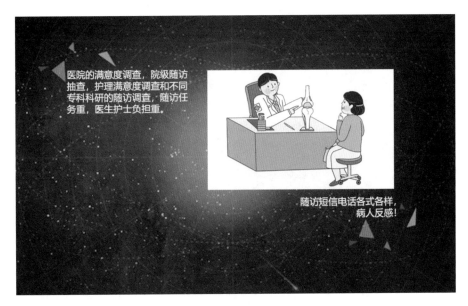

图 6-6　案例背景

管理经验的积累,构建完善的医疗知识图谱。

(2) 多渠道支持:支持语音和文字的沟通交流,同时支持电话、支付宝、微信、App、线下机器人等多种智能终端的互动。

(3) 多轮会话:准确的关键信息识别提取能力,进行上下文逻辑理解,提取、管理和反馈企业动态业务知识库信息,利用行业知识图谱,预构建行业业务场景;敏捷的主动发问机制,实体提取深层意图理解,主动分步式发问。

(4) 意图预判:患者信息全面获取,全面抓取并分析客户行为数据(浏览轨迹、历史订单、会话记录、身份信息等),让机器人第一时间了解客户。

客户意图快速预判,基于患者的病程管理、行业知识构建以及精准的语义分析,让机器人迅速准确理解患意图,为后续的会话交互提供支撑。

(5) 深度学习:机器学习,融合神经网络算法,自主学习各种医学术语及相关同义词、近义词,通过自然语言分析,实现对话理解无偏差。应用深度学习技术,机器人客服自主学习客户问题进入知识库自动更新维护;智能优化,机器人自动判断重复性问题,并自动优化知识库。

(6) 互动加密:应用顶尖行业级别的加密安全策略,最先进国密算法,对语音通话和数据进行加密,保障通话和数据无泄露风险。

(7) 任务直达:全面覆盖复诊提醒、预约挂号、病情查询等各类任务指令场景,在自然会话中跨场景完成任务,根据业务需求提供有针对性的解决方案。

3. 应用成效

江苏省人民医院年出院患者和每年出院人数不断增加,2017 年出院人数 14.62 万人,2018 年出院患者增加至 16.81 万人。医院纪委监察室规定各临床科室需对所有患者进行满意度回访。由于科室随访电话由医生和护士拨打,拨打电话时间难以估算,因此根据公司提供的话务员的工作效率计算,①单坐席随访效率:每天拨打80人次,有效60人次〔拨打80次电话,但有20次无效(空号、忙、无人接听、不方便)〕;②单坐席每年随访:60人次/天×240天=14 400人次;③完成全院随访,需要坐席人数:170 000人次÷14 400人次≈12,即需要12人(年出院患者/单坐席年随访人数);④每年成本:11.52万元/(年·人)×12人=138.24万元/年。因此应用该系统每年至少为该院节省138.24万元的人力成本,随着每年出院人次的增加和临床科室对临床和护理的随访需求增加,该系统对医院节约人力成本将做出更多的贡献。

4. 专家点评

江苏省人民医院吴医生:"该系统的建立,可对不同科室不同病种出院患者制订个性化的随访计划,通过终端自动拨打患者电话,真人真音与患者进行出院随访沟通,并有效地采集患者回答的信息,将患者回答的语音自动转录为文字记录。随访结束后,医务人员在系统后台就可以清楚地了解每一位患者的院后病情;实现了自动对全院出院患者的满意度调查,通过采集患者的满意度情况和意见建议,并不断加以改进,从而提高了患者对医院的整体满意度;实现了用于急诊远程会诊系统的AI语音通知等功能,使院内通知更加高效、智能,大大减轻了医务人员的工作量,同时又保证了对患者随访的质量。"

江苏省人民医院介入放射科主任施海彬:"该系统的建立,弥补了医疗资源的短缺,如数据的积累、经验积累和统计资料积累。改善医患关系,促进医疗服务和谐运行,增加医院的经济效益和社会效益,提升服务水平和患者满意度,从而进一步增强医院的整体实力和竞争优势,是未来医院随访的方向标。"

(三)静脉血栓栓塞症智能化预测及辅助诊疗系统

应用单位:上海市第十人民医院
涉及科室:医务科、护理科、外科等
疾病种类:静脉血栓栓塞症,包括深静脉血栓栓塞症(DVT)和肺血栓栓塞症(PTE)
案例简介:上海市第十人民医院(以下简称"上海十院")的全院智能化静脉血栓栓塞症(VTE)一体化平台属于产品应用项目,应用科室涉及医务科、护理科、外科等,涉及医学NLP、机器学习、知识图谱、规则引擎、多模态知识库等相关人工智能技术。医院通过该系统的建设,实现了Caprini量表自动评分和AI智能预警,可及早识别潜在风险。管理者可通过VTE质控平台,动态监督全院VTE患者分布流向。

1. 案例背景

静脉血栓栓塞症(VTE)包括静脉血栓形成(DVT)和肺血栓栓塞症(PTE)。院内 VTE 的发生,是导致住院患者非预期死亡的重要原因。

我国流行病学资料显示:在 ICU 患者、脑卒中患者及心血管疾病患者中,VTE 患病率分别为 27.0%、21.7% 和 4.0%。每年因 VTE 死亡的患者占院内死亡的 10%。

由此可见,VTE 具有高发病率、高死亡率、高误诊率三大主要特点。它是医院内非预期死亡的重要原因,是医院管理者和临床医务人员面临的严峻问题(图 6-7)。

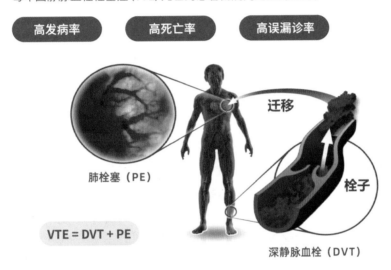

图 6-7 案例背景

研究发现,VTE 并非不可防治。早期识别风险并进行预防,可以有效降低 VTE 的发生率。早期诊断、及时干预,可明显降低致死性肺栓塞的发生率。

自 2011 年以来,国家出台的一系列针对医院质量考核中,均含有 VTE 的相关指标。2018 年,国家卫生健康委医改医管局正式批准启动肺栓塞和深静脉血栓形成防治能力建设项目。这标志着,VTE 管控已被列为医疗质量评估的核心指标。

全国肺栓塞和深静脉血栓形成防治能力建设项目自 2018 年 10 月 13 日正式启动以来,积极开展医院内 VTE 防治工作,受到全国范围内各级医院的广泛关注。

不少医院已经通过成立防治管理小组、建立 VTE 防治管理督导机制、开展学科建设和健康宣教等方式,建立了院内 VTE 防控体系。但是,在现在高度专科化的环境中,并不是所有医务人员都能掌握一个与本科室关系并不密切的病种。

一些医院的管理者表示,尽管频繁组织医务人员培训,仍然收效甚微,亟需一个能统一大家思想认知、让医务人员了解怎样做防治的工具。

通常,临床上使用量表评分来确认 VTE 风险。然而研究表明,传统量表的准确性、一致性不甚理想。例如,Caprini 依靠传统的人工统计分析和判断,不仅变量采集难度高,耗费大量医务工作者的时间精力,而且存在容易产生误诊、漏诊的问题。且对医护人员而言,反复评分对临床造成巨大的工作压力,从而导致评分流于形式,难以达到防治目标。

对此,上海十院副院长李济宇表示:"Caprini 所带来的效率低的问题,仅仅是院内 VTE 防治工作的部分痛点。医护人员还经常遇到一些难以预料的问题。例如,药物预防比例高,导致的术后大出血事件;缺乏 DVT 筛查工具,医生只能凭经验判断;特殊人群的药物预防等。"

此外,医护之间的衔接,也同样是麻烦事。很多医院评估 VTE 风险的工作,是由护士操作。而开医嘱和及时跟进的则是医生。双方衔接不到位,便很容易出现诊断不及时或者漏诊的问题。针对 VTE 的闭环管理,该院研发出了一款全院智能化 VTE 一体化平台。

2. 案例亮点

在 VTE 风险预测模型的构建过程中,选取 2017 年至 2019 年 6 月上海十院的 283 份明确阳性样本,按照巢式病历对照的方式匹配 3 454 份阴性样本。其中 2019 年 1 月以前的样本用于 VTE 风险预测模型的建立,2019 年 1 月之后的样本用于 VTE 风险预测模型的准确性验证。

技术创新点方面,上海十院首创了三大模块、四大终端和五大优势功能。三者融合在一起,形成了全院智能化 VTE 一体化平台的"3+4+5"VTE 人工智能闭环管理。具体包括三大模块:VTE 预防、诊疗、管理三大模块;四大终端:医生端、护士端、管理者端、患者端。主要的优势功能包括:①在需要的时候推送评分,实现 Caprini 评分自动计分,用户确认计分即可,使计分更加准确且工作量低;②AI 智能预警,可及时识别潜在 VTE 风险,为临床医生提供临床参考;③基于循证医学及指南,智能自动推荐个性化的治疗方案;④具备智能化 VTE 质控平台,可轻松发现管理问题,监控是否改善;⑤科学防治,VTE 知识库覆盖最新指南和文献(图 6-8)。

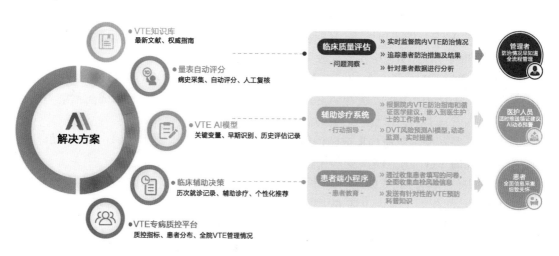

图 6-8　案例亮点

值得一提的是四大终端,国内有不少医院都在做 VTE 信息系统,但其中绝大部分属于轻量级,只能和医院部分数据进行对接,导致功能寥寥无几。而上海十院的全院智能化 VTE 一体化平台,由于打通了 EMR、医护系统、移动 App 等平台数据,所以能够实现包含海量数据的功能。举例而言,在计算 VTE 风险时,医生往往要采集患者既往病史、用药史。但临床上,医生很难获得完整信息,容易导致漏诊、误诊。而上海十院的平台可以通过患者既往住院以及应用 App 的数据,来精确计算患者 VTE 风险。

3. 应用成效

模型在医院上线两个月后,在出现 VTE 的 49 名患者中,医护人员依据传统量表提前识别出 11 位 VTE 患者,而 AI 则预先识别出了 27 个。传统量表 NNT(每确诊 1 例 VTE 需超声检查的疑似患者数)为 12.0 人,而 AI 的 NNT 为 5.5 人。

在使用系统半年后,上海十院的 VTE 风险评估比率从过去的 53.75% 大幅提升至98.8%,评估效率也从每位患者 15 分钟大幅降低至 1~2 分钟。换言之,系统 1 个月平均可为全体医护人员节省 600 小时工作时间。

本系统的所有数据均存储在院内。若院内人员需要利用数据进行科研,系统可将患者的隐私信息进行脱敏处理。同时,根据不完全统计,AI 相较于传统量表方法,可为医院和患者节省 400 万元 / 年。

4. 专家点评

上海市第十人民医院临床医生:"全院智能化 VTE 一体化平台,可以针对特殊类型的患者,对文献和指南进行汇编,供临床医生参考,降低了医生阅读文献的成本。而且它还通过NLP 等技术从系统中抓取数据,自动计算量表得分,减少了医护人员的重复劳动。"

中日医院呼吸与危重症医学科二部副主任翟振国:"信息化是黏合剂,能够在 VTE 的预防、治疗和管理环节中发挥作用,进而为患者、医院管理者和医护人员提供辅助作用。未来的 VTE 信息化产品,不仅要与临床深度结合,还要构建标准化名词和数据集,从而为 VTE 防治的同质化、标准化和规范化建设打好坚实基础。"

(四)区域内眼科智慧诊疗体系构建

应用单位:河南省人民医院

涉及科室:眼科

疾病种类:视网膜病变

案例简介:河南省人民医院、河南省立眼科医院合作研究出来的眼科人工智能辅助诊断系统目前已经在河南省人民医院落地应用。本产品属于产品应用项目,应用科室涉及临床科室、检查科室、科研、筛查项目组。目前 AI 应用至少能识别 10 种眼底病灶以及多种眼底病变,基于眼底影像和 OCT 检查的常见心脑血管慢性病如糖尿病、高血压、青光眼、妊高征、内分泌、动脉硬化,视神经疾病,高度近视,年龄相关性黄斑变性等病灶识别的灵敏度和特异度都超过了 92%,可自动识别判断的常见眼底病灶种类包括微血管瘤、出血、渗出、黄斑裂孔、棉絮斑、增殖膜、玻璃膜疣、糖尿病性黄斑水肿、脉络膜新生血管、视网膜脱落、视杯视盘面积、杯盘比、动静脉比等;自动生成 AI 分析量化数据,识别标记眼底病灶位置,并根据眼科医疗诊断标准提供对应的诊断建议。AI 智能辅助诊断系统,利用深度学习和大数据分析挖掘技术,生成 AI 算法,通过数十万份临床病历的培训、考核,数千万张眼底照片样本库训练,同时 AI 算法深度学习了数百位顶级眼科专家的交叉标注成果,借助眼科远程糖尿病视网膜病变、青光眼、高血压等智能云平台服务,对门诊或筛查采集到的患者眼底图像进行自动识别和判读,根据患者病灶特点,给出诊断结果及对应的诊断建议,降低人工阅片的偏倚,为科研和临床提供定量化分析工具,辅助眼科医生快速准确的完成对眼底疾病的诊断,提高医生工作精度和效率,提升医疗服务质量及疾病风险预警,使科研和临床领域诊断和治疗得到紧密结合,以达到准确诊断。尤其对于医生资源相对匮乏的地区,通过高效的远程医疗体系,形成科学有序就医格局,达到眼疾病早期诊断、及时干预的疾病控制思维,避免和减少因病致贫、因病返贫现象发生,助力精准扶贫工作,为控制致盲率持续提供解决方案,提高人民健康水平和幸福感,同时减轻患者经济负担与社会医疗负担,托起"健康中国梦"。

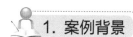

1. 案例背景

(1) 调研需求

1) 我国眼科疾病现状分析:世界卫生组织(WHO)设在日内瓦的防盲及防聋规划主任 Thylefors 博士指出:中国是全世界盲人最多的国家,约有 500 万盲人,每年在中国约有 45 万人失明,如果允许目前的趋势继续保持不变,到 2020 年预期中国的盲人将增加 4 倍。

更为重要的是我国现阶段人口老龄化不断加剧,导致眼病患者群体也不断增多,根据显示,截至 2016 年底,我国 60 岁及以上的老年人口约为 23 086 万人,相当于总人口的 16.7%,其中 65 岁及以上人口为 15 003 万人,占总人口的 10.8%,预计到 2021 年 65 岁及以上人口将再增加约 30%,或达近 1.94 亿人。由于白内障、视网膜脱落及青光眼是困扰老年群体的常见眼科疾病,人口老龄化将导致眼科疾病的患病率上升,促使眼科服务的需求不断上升(图 6-9)。

2) 我国眼科医疗资源分析:一是我国仅有 23% 的医院设置眼科,眼科医院资源稀缺。随着人口老龄化以及近视低龄化的发展态势,我国眼疾患者数量在未来时间内必将大幅增加。与患者数量急剧庞大相比,我国眼科医院数量极度稀缺。国家卫生健康委统计,我国医院数量共计为 20 918 家,其中,专科医院有 3 956 家,眼专科医院为 263 家,占比 6.6%。而所有医院中,设置眼专科医院的数量仅为 5 000 多家,仅占医院总数的 24%。据统计在北京

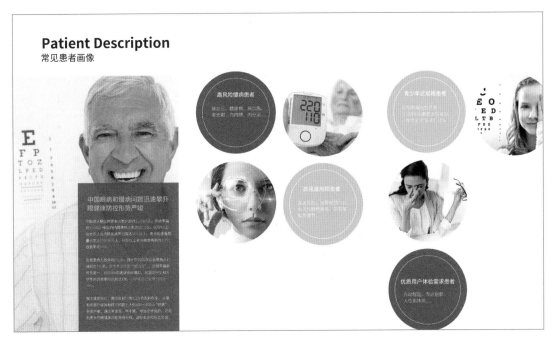

图 6-9　案例背景

市 3 188 个社区卫生服务中心中,设立眼科的仅 18 个。除了数量少之外,医院分布也极其不均,其中北京、上海、广东、江苏等省市占据了这些优质眼科医疗资源的 30% 以上,但眼疾患者分布于全国各地,眼科医疗供需严重不平衡;二是每千名患者医生数仅为 0.25,世界平均数据为 1.0。我国执业医生(含执业助理医生)数量为 300 万左右,其中眼科医生仅为 3 万人左右,占执业医生总数 1%,占比率极小。而培养一个专科医生的周期极长,一般至少需要16 年时间;三是区县基层医院医疗水准较低。目前,区县基层医院存在临床检测能力低、专科医生经验和知识薄弱等弱点,鉴于不可能大规模提升专科医生数量,加强专科影响的检测和管理、充分利用现有专科和大医院的专业力量进行诊断显得尤为重要。

（2）项目提出的意义及必要性:根据我国眼科疾病现状分析、我国眼科医疗资源分析可知,糖尿病视网膜病变、青光眼、高血压引起的眼部病变等患者基数大,致盲风险高、给家庭和社会都带来了沉重的经济负担,降低了患者的幸福感,并且患病率呈上升趋势,形势非常严峻,对可能引起或已经患眼病的患者早发现、早干预、早治疗非常重要,且眼底视网膜的动脉是人体全身唯一可以看到的血管,能够直观地观察到,这也体现了全身的血管情况,基于眼底影像的慢性病诊疗对于眼部疾病的诊疗和预防起到了非常重要的作用,同时通过观察眼底血管变化,可以对颅内及全身病变起到预警作用。

由于我国地区差异及经济水平不同,眼科医疗资源分布也不平衡,部分基层医生对糖尿病视网膜病变、青光眼、高血压的认识不足,基层缺乏成熟的筛查防治模式和有经验的医生,糖尿病视网膜病变、青光眼、高血压患者就诊晚,病情重,治疗预后差,医疗费用投入大,最终致盲不可逆转,给家庭和社会都带来严重负担。

2. 案例亮点

AI 与眼科临床诊疗结合,应用于诊疗流程中辅助诊疗,通过 AI 智能分析,准确、量化、及时地对患者眼底影像进行智能分析,提高诊断效率,提升医疗服务质量及疾病风险预警。

AI 与眼科结合产生的基于分级诊疗远程筛查智能云平台服务,可通过 AI 智能阅片,准确、量化、及时地对患者眼底影像进行初筛,将有效协助医生的诊断、提高诊断效率。尤其对于医生资源相对匮乏的地区,通过高效的远程医疗体系,形成科学有序的就医格局,提高人民健康水平。

本案例的技术特点、亮点、创新技术、技术优势如下:利用深度学习和大数据分析挖掘技术,生成 AI 算法,借助眼科远程糖尿病视网膜病变、青光眼、高血压等智能筛查云平台服务,对门诊或筛查采集到的患者眼底图像进行自动识别和判读,根据患者病灶特点、侵犯部位、深度、真菌种类及特点选择手术分类,从而给出诊断结果及对应的诊断建议,降低人工阅片的偏倚,为科研和临床提供定量化分析工具,辅助眼科医生快速准确地完成眼底疾病的诊断,提高医生工作精度和效率,使科研和临床领域诊断和治疗得到紧密结合,以达到准确诊断,不失治疗时机,让患者享受国际化领先前沿诊疗医术,使更多的眼病患者重见光明(图 6-10)。

临床诊疗流程引入了已应用于临床多年的眼底图像的配准方法、眼底图像中视盘神经、血管的测量方法及眼底图像的拼接方法,该方法获得了国家发明专利,可有效提高诊疗质量。

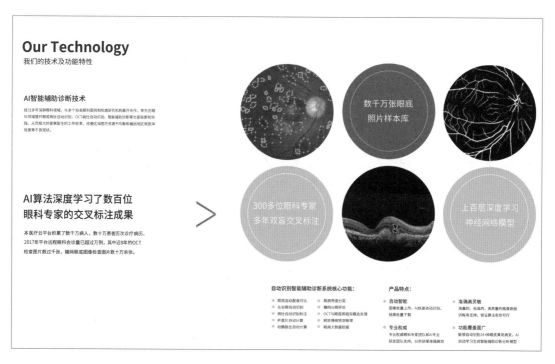

图 6-10　案例亮点

3. 应用成效

（1）由中心医院组织区基层医院组建专业的筛查医疗小组，以基层卫生院为基础对重点人群实施筛查，为筛查中发现的患者或对糖尿病视网膜病变、青光眼、高血压有咨询需求的群众提供疾病控制的咨询服务，并为其在眼科医院就诊时提供绿色便利通道。筛查结束后进行筛查总结和统计，总结经验后可推广至其他筛查分级诊疗等项目活动。

（2）由中心医院牵头，选择几家有积极性的基层卫生院或区县基层医院，对其通过筛查采集系统上传的患者资料和眼底图像进行诊断，并把诊断建议反馈给区县基层社区卫生院。对于超出诊断范围的疑难杂症可上传到中心医院，由中心医院的专家顾问组进行远程会诊或直接转诊。

（3）由中心医院组织并联系具有较强眼科实力的眼科医院成立专家顾问组，提前对帮扶区县基层医疗机构开展糖尿病视网膜病变、青光眼、高血压筛查与防治的相关技能培训，对于区县社区医院上传的疑难杂症问题，需联系相关专家进行联合疑难会诊，并最终编写眼部疾病的筛查和干预技术规范和标准。最终根据筛查数据落实特定的科研需求或发表论文，总结形成科学合理的，以后可逐年推广的远程分级防控模式。

（4）主要突破：①模式成熟的筛查模式可非常容易得拓展为其他眼科疾病的筛查项目，比如白内障、少儿筛查等，系统软件内置了近40组眼科筛查项目，可支持对接所有眼科检查设备；②"筛查+人工智能"的应用模式为组建眼科区域医联体，构建三级诊疗体系，有效扩大了业务辐射范围，提升了医院的医疗品牌影响力和综合实力。基层医院或合作医院的疑难杂症患者以及医疗数据均会通过平台流程自动汇总到中心医院，助力医院大数据及科研成果研究，从而探索出新的医疗模式及效益模式。

河南省立眼科医院依托河南省人民医院互联智慧分级诊疗协同平台开展远程会诊、双向转诊、远程教育、质量控制等工作，成立了河南省立眼科医院互联智慧分级诊疗联盟，将AI与眼科临床诊疗结合、远程诊疗支持与AI智能阅片结合。通过在联盟内医疗机构眼科安装远程会诊系统，与河南省立眼科医院开展远程医疗，并借助人工智能阅片诊断功能，在线为基层眼科医生和中心医生提供诊疗建议，人工智能的应用节约读片时间、降低误诊率、提诊断效率，同时促进远程医疗发展，缓解基层眼科"有仪器、缺人员，有结果、难诊断"的问题，规范上下级双向转诊中检验结果传输，便于优质医疗资源下沉，提升基层医院诊疗服务能力，目前，已与浚县人民医院等6家基层单位建立远程会诊网络。

4. 专家点评

河南省人民医院眼科祝医生："基于人工智能的眼科AI智能阅片，可以缓解基层眼科医生人力不足、技术缺乏，为广大患者更加快速的得到诊断提供了技术方便，方便了患者就医。"

（五）全流程智能信息化导检系统

应用单位：西安交通大学第二附属医院

涉及科室：健康管理部

疾病种类：全科

案例简介：全流程智能导检系统，目前已经在西安交通大学第二附属医院落地应用。本产品属于定制化项目，应用科室涉及医院健康管理部，系统应用研发及开展实施的全部过程均有高级计算机专家及临床医、护、技人员参与，且参与人员超过七人。涉及计算机视觉、自然语言处理、机器学习、虚拟现实、增强现实等相关人工智能技术。该系统实施前经过反复模拟实验，数据积累比对，截至 2019 年 8 月底，实施后数据记录达到 190 万条，确保实施流程可行后投入市场使用。

1. 案例背景

当今各行各业的信息化、智能化建设越来越普及，整个社会对办事环境和效率要求越来越高。尤其是面对健康人群的健康体检工作，提高体检质量与优化体检服务一个都不能少。优化体检流程，减少检查等待时间，让客户可以轻松把握体检进程，体检中心面临着前所未有的管理和服务压力（图 6-11）。

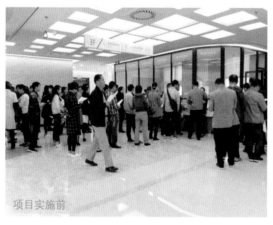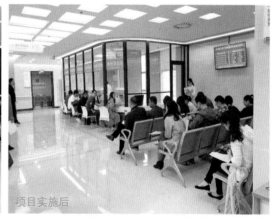

图 6-11　案例背景

经过前期调研，目前大多数体检中心存在以下问题：①排队、现场混乱、插队、拥挤现象时常发生，等候检查者分配不均，会经历漫长的等待；②人工干预太多，导致体检者因不合理的检查顺序产生矛盾；③检查效率低下，体检者满意度低；④不能保护体检者隐私，不能提供一对一检查服务。

鉴于科室管理压力,体检客户投诉压力、科室人员工作压力等多方面协调不畅,体检中心急切需要一个能够解决检中服务,又能对体检过程进行管理的系统和方法。能够让体检者自己清楚地知道,下一个体检项目是什么,为什么是这个项目,检查中自己遗漏的体检项目会立刻提醒,不愿意做的项目也有相应操作,并且能够记录在案。

使用电子自动导检系统后,体检者登记后只需坐在候检区和各个项目检查门口等待,并按信息提示前去体检,无须不停地探望,来回地走动,给医院体检中心形成一个宁静、祥和、有序的体检环境。

2. 案例亮点

在全流程智能导检系统开展应用过程中,截至 2019 年 8 月底,实施后数据记录达到190 万条,期间出现数据不稳定等意外状况,但经过大数据分析、数据化管理等种种改善升级,根源上解决了体检中心目前以及未来即将面临的矛盾与问题。达到了确保实施流程可行后投入市场使用,具体表现在:①提升体检中心的服务效率,从而提升体检者体验。通过导检软件进行全流程排队,减少拥堵,体检者的排队情况显示到显示屏上,从而降低急躁情绪;②提升体检中心服务质量,根据排队呼叫一对一检查;③很大程度降低导检护士工作强度,降低人力成本;④操作简单、方便、人性化,让护士可以提供更有质量的服务、提升体检者的体验,增加体检者的满意度;⑤提供工作量数字统计上的支持(图 6-12)。

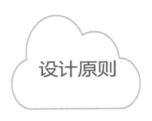

1、时间原则——最短等待时间

2、优先原则——核心项目优先排队

3、区域优先原则——避免跨区域折返

4、项目依赖原则——如做动脉硬化检查前先做一般检查

5、区分男女原则——针对某些体检项目可自动识别男女

6、餐前餐后原则——优先安排餐前项目再开始餐后项目

图 6-12 案例亮点

3. 应用成效

项目开展后经过不断地应用实践。导检软件将整体体检者的排队情况综合到显示屏上,并实现一对一呼叫检查,减少体检者急躁情绪,提高客户体验,提升满意度。通过系统引导,很大程度上降低了导检护士的工作量,把护士从繁重的导检工作中解脱出来,让护士可以提供更有质量的服务,提升体检者的体验,增加客户满意度。操作简单方便、人性化,每个工作人员无需专业知识或者长时间培训即可使用。超稳定的系统,经过各种环境下的压力测试,和医院、体检中心现有系统可以进行无缝连接(图 6-13)。

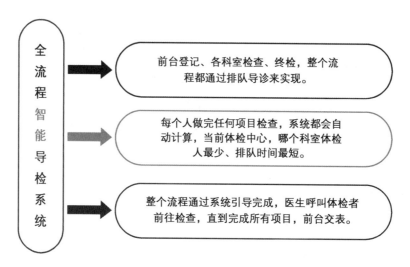

图 6-13　应用成效

　　实施过程中,曾在该院 2 000 名员工院内查体时应用并进行满意度调查,满意度高达 96.6%,均表示该项目科学、可控,极大改善了等待时间和体检者体验。

　　全流程智能导检系统使用过程中有良好的监督反馈机制,科室会定期每周小结,每月汇总出现的问题和需要修改的内容,报送生产厂家,使系统得以及时修正和升级。

　　同时该系统案例效果验证涉及患者随访。科室设计了无导检系统情况的应急处理方案,由主任、护士长组织,并进行演练,在各个关键位置安排导检人员进行应急指引。

4. 专家点评

　　刘医生:"该系统实施后,体检者不再焦虑地站在诊室门口排队等候,而是安静地在候诊椅上坐等检查。医生与体检者一对一检查,秩序井然。体检者检查相同体检项目的平均体检时间缩短 30~45 分钟。科室人力成本大大缩减,4 000m² 的体检中心,导检护士只需要 4~5 名。"

　　查主任:"系统在体检中心的实施和应用,就如同为体检中心配备了一个'大脑',通过科学的计算与引导,体检中心现场井然有序,帮助体检者掌握自身体检进度,最大化提供了关怀。体检中心的管理,也完全实现数据化运行。但这样的系统操作起来却并不难。根据体检中心的科室数量,就可以轻松设置,上线快、收效高,是难得的可全覆盖成长型体检中心的 AI 软件。"

七、其他案例

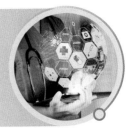

当一个案例不能划入前面四类"防病、辅医、研药、协管"等智能化应用中,且应用效果突出,创新性、实用性显著,示范及推广价值较高时则归为这一类。

此次申报的案例中,"其他"包括15项。其中有基于物联网技术的医院物流机器人,也有基于数据分析的产品研发等。

本册收录此类案例1项,为智能语音电子病历,涉及科室包括口腔科、儿科。覆盖疾病包括口腔科与儿科常见疾病。

语音电子病历

应用单位:安徽省立医院

涉及科室:口腔科、儿科

疾病种类:口腔科与儿科常见疾病

案例简介:语音电子病历系统,现已在中国科学技术大学附属第一医院(安徽省立医院)落地应用,产品应用科室涉及口腔科、儿科门诊,疾病种类包括口腔科、儿科常见疾病,涉及语音识别、自然语言理解等相关人工智能技术。据不完全统计,通过系统建设,在口腔医学中心,利用语音电子病历系统已完成电子病历 78 000 余份,门诊儿科利用语音电子病历系统已完成电子病历 59 000 余份,大幅提升了科室病历书写效率与规范度。以新型技术手段为依托,院前、院中、院后的工作流程进一步优化,工作效率得以提高,使各类卫生资源得到更合理的利用,既符合全社会信息化的发展趋势,又打破了传统的医院信息化在时间、空间的局限性,依托信息化、智能化来建立"以患者为中心"的新型医疗服务模式,将时间还给医生,将医生还给患者,深入优化门诊流程,高效利用医疗资源,提升了医院服务质量和效率,极大地改善了患者的就医感受。

1. 案例背景

　　现阶段大部分医院已经完成了住院电子病历的建设,实现了住院医生站无纸化,信息保存的信息化。但由于门诊人流量、时间、空间及临床医生的关系,门诊电子病历推进非常棘手。门诊是医院服务窗口单位,门诊的服务水平能够体现出医院整体的医疗水平、医疗风貌及人文关怀,是展现医院服务理念的前沿阵地。因此为患者提供优质的门诊服务已成为医院生存和发展的必要条件。

　　目前,门诊医护人员主要通过手写纸质病历或者通过键盘录入电子病历的方式完成病历编写。前者耗费医护人员大量时间,且纸质文档不便于数据的采集、存储和再利用;后者一般通过电子病历编辑器进行自然语言录入或通过结构化模板的方式记录,而模板操作存在大量的点选等复杂操作,且无法覆盖复杂的口腔专科等医学分科。如何能随着治疗过程直接完成病历的录入,或是彻底变革目前的病历录入方式从而极大地提升工作效率,降低门诊病历的书写压力,是门诊医生在日常工作中的主要需求(图 7-1)。

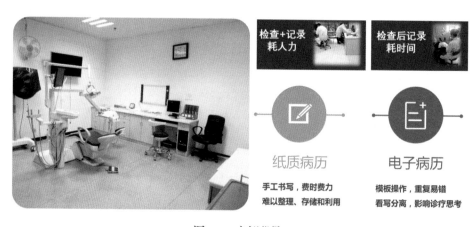

图 7-1　案例背景

　　安徽省立医院作为大型综合性三级甲等医院,门诊患者非常多,医务人员工作门诊病历任务繁重,传统信息化厂商提供的电子病历系统软件,医生使用时过于依赖病历模板,导致患者的病历内容重复度高,且模板操作存在大量的点选等复杂操作容易干扰医生诊疗,而且模板无法覆盖复杂的医学分科,应用效果不佳。门诊医护人员急需通过更加智能的信息输入工具和技术提高门诊病历输入效率,采用语音输入方式进行病历录入,可提高门诊的工作效率、降低医护人员的工作强度,为患者节省就诊时间创造了良好条件,能够增加每天就诊人数,进而提升医院整体服务效能。

2. 案例亮点

　　在语音电子病历系统构建过程中,利用人工智能核心技术,构建医学知识库,共收集了医院几百万份真实的病历数据,同时包含 60 余本教科书、2 千余篇指南文献等医学专业材料。一方面涵盖共计 9 000 余种疾病的概念、病因病理、临床表现、体征、并发症、检查、诊断标准、鉴别诊断、治疗、预后、特殊人群处理等,另一方面也包括 3 万余种药品的用法用量、适应证、注意事项、禁忌、药物相互作用、特殊人群用药、服药等多种不同方面。

通过对病历数据与用户使用系统中产生的真实音频数据的训练,建立了定制版的医疗语言模型,并通过和海量语料训练语言模型相互融合获得更好的语言模型,从而保证了医生在真实使用场景中识别准确度越来越精准。利用语音识别引擎技术,提供了关键字语音识别和连续语音识别,具备优秀的识别率,提供全面的开发支持及丰富的工具,易于使用(图 7-2)。

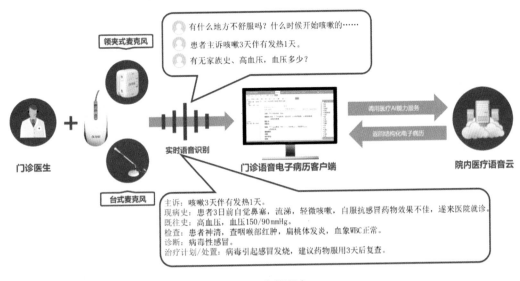

图 7-2　案例亮点

语音识别最大的挑战是背景噪声与不同说话人口语上的差异,针对语音识别应用中面临的方言口音、背景噪声等问题,基于实际业务系统中所收集的涵盖不同方言和不同类型背景噪声的海量语音数据,通过先进的区分性训练方法进行语音建模,使语音识别在复杂应用环境下均有良好的效果表现。

在语音的内容提取与分析技术研究方面采用的技术路线分别是:

(1) 面向口语化风格的声学模型:针对口语化发声更加多样化的问题,一方面,计划研究万小时以上的海量语音数据进行声学建模,通过收集各种发声风格,提高声学模型对发声变化的覆盖性;另一方面,针对口语化导致的语速快、吞音、回读等问题,采用基于模型域、特征域、特殊音素建模的方法,减少口语化问题的影响;第三方面,采用具有时序建模能力的循环神经网络,结合对音素、说话人、环境的预测,进一步提高声学建模能力。

(2) 面向口语化风格的语言模型:针对口语对话产生的回读、不通顺、语气词等问题,使用基于字与基于词结合的循环神经网络建模技术、语义语言模型技术等逐步减少口语化问题的影响。针对语音转写可用充分利用长时信息的特点,采用基于 N-Gram 的篇章级语言模型技术以及基于循环神经网络的篇章级自适应技术,进一步提高语言模型建模能力。

3. 应用成效

通过实施门诊语音电子病历系统,促进医院全面向"智慧医院"迈进,切实体现"以患者为中心"的思想。从简化就医流程,方便患者就医的思路出发,构建语音电子病历系统,总结医院现有信息化优点的基础上,根据医院管理流程和未来医院的发展模式,结合智慧医疗未来发展趋势,利用新兴技术手段对医疗活动各阶段进行优化,达到模式先进、流程优化、管理配套、支撑有力、运作高效的效果,使数字化建设真正融入并成为医院改进业务流程、合理配置资源、降低质量成本、提升服务质量的核心环节,实现"大智慧、大医疗、大卫生、大发展"的宏伟目标。

面向业务系统提供语音服务,使用语音云平台为业务应用程序提供多路并发的语音识别、语音合成、自然语言理解功能,通过架设在语音云平台上的语音应用服务,用户可以随时随地获得高质量的语音服务;同时可实现基于桌面平台的语音应用客户端,提供统一的语音应用开发接口,通过该接口用户可以方便、快速地开发语音应用。结合成熟的语音识别、语义理解技术,利用特殊的多阵列麦克风,满足在嘈杂的环境中快速转写的需要,基于 AI 能力平台对拾得语音进行实时转录,能够大大提升医生工作效率和医疗文书的规范性,做到所说即所见,系统的建设可以大大缩短就医时间,为患者提供安全、便利、优质的诊疗服务,助力解决"看病难、看病贵"等问题。

2018 年 7 月,医院对口腔科 16 位使用者进行了调研,其中 11 位医生属于每天常态化使用;10 位(63%)医生最常用模板方式书写病历、4 位(25%)医生选择用语音模式或"语音 + 模板"方式录入病历;口腔科 14 位(占 87%)医生对当前语音电子病历系统表示满意;有 62% 医生表示已不愿再换回传统纸质书写模式,医生总体接受度良好。

截至 2019 年 10 月,产品在医院口腔医学中心已全面部署,利用语音电子病历系统共完成电子病历 78 000 余份,月使用量从 2017 年 8 月的 56 份增加至 2 000 余份,提升了近 40 倍;产品在安徽省立医院总院、西区、南区的儿科门诊也进行了常态化应用,各科室利用语音电子病历系统已完成电子病历 59 000 余份,产品应用效果显著。

在系统的隐私保护、数据保护、医疗风险等方面,本系统所有应用数据均存储在院内,系统可满足信息系统安全等级保护相关要求,同时制定了以下信息安全措施:①对电子病历设置保密等级的功能,对操作人员的权限实行分级管理,用户根据权限访问相应保密等级的电子病历资料;②当医务人员因工作需要查看相关患者的电子病历资料时,警示使用者要依照规定使用患者电子病历资料;③提供对电子病历进行患者匿名化处理的功能,以便在必要情况下保护患者健康情况等隐私。

语音电子病历系统的建设,是基于一套成熟标准的数据接口协议实现数据的互联互通,避免患者信息、电子病历信息的复制粘贴或者二次录入,需要与院内现有的 HIS、LIS、RIS 等系统进行无缝集成,包括患者数据、电子病历信息、LIS 结果、RIS 报告结果等。对接主要内容包括医生工作站对接、数据接口对接、电子签名接口对接,系统主要架构如图 7-3 所示。

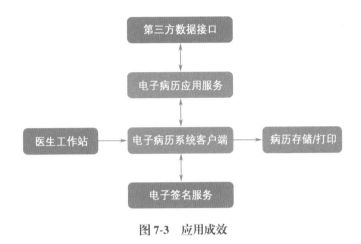

图 7-3　应用成效

4. 专家点评

　　安徽省立医院口腔科金医生:"以前我要脱掉手套写病历,戴上手套做检查,因为怕忘记检查的条目,我就经常脱掉手套又戴上,戴上又脱掉,非常麻烦。现在用了语音电子病历之后,我只要说出'关键词'电脑就可以自动转录成病历,太方便了,效果非常好。"

　　浙江大学医学院卫生政策学研究中心副主任董恒进:"在口腔科,我们实地观察并记录了 21 名患者的诊断过程,结果显示,门诊语音电子病历系统不但能节省时间,还能促进医院信息的电子化,有利于将来进行临床科学研究。"